L'ART ANCIEN DE GUÉRIR

Dr L. SCHLOSSER

L'ART ANCIEN DE GUÉRIR

A
René et Madeleine Popy
pour leur joie de vivre.

ÉDITIONS FRANCE-EMPIRE
68, rue Jean-Jacques Rousseau, 75001 Paris

IMPRIMÉ EN FRANCE

INTRODUCTION

LA MÉDECINE ANCIENNE ET LA MÉDECINE MODERNE

Grâce à la médecine moderne, l'humanité est entrée dans une véritable civilisation de la santé. La découverte des antibiotiques et de corticoïdes, les progrès de la recherche bio-chimique et les moyens techniques d'analyse ou d'exploration de laboratoire, sans parler des méthodes préventives, sont aussi importants, sinon davantage, que la maîtrise de l'énergie atomique ou les vols spatiaux.

Comment dès lors, parler de l'ancienne médecine autrement que dans le cadre de l'histoire culturelle de l'art de guérir ? De quelle utilité peut-elle encore être quand les moyens thérapeutiques ne cessent de s'enrichir et de se renouveler ? Personne de sensé ne pense revenir aux remèdes de bonnes femmes plus folkloriques qu'efficaces, la plupart du temps produits de l'ignorance ou des préjugés.

Alors, pourquoi cet ouvrage ? Y aurait-il un « secret » que l'ancienne médecine possédait et que la nôtre a perdu ? Car, enfin, si l'espèce humaine a pu durer pendant plusieurs millions d'années, faisant front à l'agression de l' « invisible » (que représente sur le plan médical l'attaque bactériologique), c'est qu'elle disposait d'une « science » particulière qui lui a permis de survivre. Précisément, cette connaissance est devenue le secret de sa pratique médicale, celui d'un art qui n'est pas seulement une technique mais aussi une sagesse de vivre.

La redécouverte, en cette fin du XXe siècle, des secrets oubliés de l'ancienne médecine vise un but plus lointain que la simple satisfaction d'une curiosité immédiate. Aujourd'hui, en raison de sa propre science, la médecine se détache de l'individu, devient une technique autonome (sans « colloque singulier »), de sorte que les rôles semblent inversés : c'est moins la médecine qui est au service du malade, que l'individu qui devient l'objet de l'activité thérapeutique. Malgré les évidents acquis pour la santé d'une telle démarche qui tend vers l'exactitude scientifique (on peut très bien « mourir guéri ! »), on peut se demander s'il existe encore un humanisme médical.

Précisément, on constate que le renoncement à une « médecine de l'homme » correspond bien à l'oubli des secrets de l'ancienne médecine dont la pratique n'a jamais ignoré l'homme comme totalité de vie. C'est pourquoi le resouvenir de ce qu'a été l'esprit de cette pratique médicale plusieurs fois millénaire, peut apporter à la médecine moderne le « supplément d'âme » qui lui fait de plus en plus défaut.

Notre investigation comprend deux parties :

I. Les secrets de la santé.
II. Les secrets de la guérison.

Les secrets de la santé

CHAPITRE PREMIER

LA MÉDECINE UNIVERSELLE DE LA VIE

1. *La vie cosmique.*

La grande découverte de l'ancienne médecine, sa « science » en quelque sorte, c'est que *tout est vie.* Cependant, dans l'optique moderne dominée par l'interprétation clinique de la maladie, la médecine de tous les temps ne saurait être qu'une démarche technique, c'est-à-dire un « art » de guérir. Ainsi, le but de la médecine semble concerner exclusivement la santé de l'individu, indifféremment de la vision d'ensemble de sa vie, sans parler du reste du monde vivant.

Or le secret qui explique à la fois la réussite mais aussi les limites de l'art de guérir de l'ancienne médecine, tant en Europe qu'en Asie, en Afrique ou dans l'Amérique précolombienne, c'est que l'idée de santé de l'individu renvoie toujours à celle, plus vaste, de vie cosmique. Aucun diagnostic, aucune thérapeutique ne sauraient être efficaces si l'on a séparé l'individu du circuit universel de la vie duquel dépend son existence. La maladie, comme la santé, renvoie nécessairement à l'ordre « vital » qui anime les choses depuis les astres jusqu'aux éléments les plus infimes de la terre. C'est pourquoi le médecin-guérisseur (sorcier, chaman, devin) s'intègre dans la vision cosmique des choses d'où il tire ses renseignements sur la pathologie et obtient les moyens thérapeutiques.

C'est là que réside le secret d'ordre doctrinal de l'ancienne médecine que l'on peut résumer ainsi :

1. Le Cosmos est Vie universelle, *force vitale* partout présente;

2. L'individu participe à cette vie, car il y est *intégré* comme membre à part entière;

3. L'homme est le microcosme qui *reflète* jusque dans les moindres détails le macrocosme;

4. La pratique médicale est d'abord l'art de la *santé cosmique* dans l'individu, à la fois « science » et « conscience » de sa vie universelle.

Il s'ensuit que, pour l'ancienne médecine, la santé représente l'aspect particulier que revêt la vie cosmique de l'individu. En effet, ce dont témoigne la santé, c'est l'état d'ordre et d'harmonie qui régit le Cosmos. Par contre, la maladie, avec le lot de souffrance qu'elle apporte, révèle avant tout les signes d'un désordre ou d'une disharmonie « cosmique » à l'échelle humaine à laquelle il est urgent de remédier. Cependant, en vertu de la solidarité de toutes les choses dans l'ordre cosmique, les mesures thérapeutiques que prend le médecin de l'ancien art de guérir ne sauraient être que cosmiques : c'est par la vie universelle, combien présente et active dans les choses de la nature, que la maladie pourra recouvrer la santé. Mais une fois guéri, ce que l'individu possède n'est pas la santé — celle-ci ne représente que le contraire de la maladie et le but immédiat poursuivi par le médecin —, mais la vie universelle. Ainsi le secret doctrinal de l'ancienne médecine, malgré les techniques d'ordre clinique que le médecin applique, réside dans la conception philosophique plutôt que scientifique. C'est la principale différence qui existe entre l'ancienne médecine et la médecine moderne : la première procède d'une *vision cosmique* d'ensemble, la seconde d'un certain nombre de données scientifiques qui ne constituent qu'un ensemble *provisoire* en fonction des connaissances techniques. C'est pourquoi, dans l'ancienne médecine, la santé ou la maladie sont des « accidents » qui arrivent à la vie. Par contre, dans la médecine moderne, la vie n'entre en compte qu'accidentellement, puisque seule compte la santé. Il s'établit une différence de principe entre le *don de la vie* (objet de l'ancienne médecine) et le *produit de la santé* (but exclusif de la médecine moderne). C'est-à-dire entre le « naturel » d'une nature et l' « artificiel » d'une culture.

Cependant nous devons trouver une différence encore plus grande entre la vie et la santé de l'individu. En tant que don, la vie reste un *mystère*. D'où son caractère sacré, absolu, que lui attribuent les médecines d'autrefois devenues, nécessairement, des médecines *sacrées*. Inversement, la santé comme produit de la science reste du domaine du « profane ». Il s'ensuit que la médecine qui prend en charge la santé et ignore le don de la vie, risque, à la limite, d'outrepasser toute limite sacrée (celle de la vie, précisément). Ainsi, au nom de la santé, on se permet aujourd'hui de « faire vivre » artificiellement, par acharnement thérapeutique, quelqu'un dont la vie (comme don et mystère) n'est plus de ce monde.

On peut dire que l'ancienne médecine est une démarche philosophique dont la sagesse vise la connaissance et le respect de la vie. Elle est apparue au moment où l'humanité est passée à l'âge historique, il y a environ 6 000 ans. Rédigée en livre saint — une sorte de bible comprenant un ensemble de règles de vie d'ordre religieux, institutionnel, social, moral et médical —, la vision cosmologique a toujours commencé avec le mythe de la création du monde. Ce dont il est question dans la cosmogonie, c'est l'apparition du Cosmos à la place du Chaos. Certes, le « Cosmos » veut dire *l'ordre*, tandis que le Chaos indique l'état de *désordre*. Le passage du second au premier se fait grâce à l'intervention d'un esprit ou d'une intelligence toute-puissante, en mesure d'ordonner le tohu-bohu originel, à moins que l'auteur du Cosmos ne tire les choses du néant. Cependant, le Chaos n'est pas seulement l'état d'un désordre rationnel (d'où l'intervention de l'intelligence que les philosophes grecs appellent le *Noùs*), il représente aussi l'absence de toute vie. De sorte que la création cosmique s'identifie à l'avènement de la vie universelle. Cette vie représente la victoire sur la mort et sur les ténèbres, voire sur le néant, qui caractérisent le Chaos originel. Elle est donc lumière : ordre et harmonie. C'est ainsi que les livres saints ont donné une description « vitaliste » de la naissance du monde. D'ailleurs l'image offerte par le mythe cosmogonique est des plus édifiante. Le Chaos est symbolisé par les eaux qui recouvrent ciel et terre. De leur tréfonds sort l'*œuf originel* dont l'éclatement de la coquille en deux moitiés produit, précisément, le ciel et la terre. Ainsi l'Univers est le produit de la vie à l'instar de toute vie germée au sein de l'œuf. Un très ancien livre indien, la *Châdogya Upanishad*, résume ainsi la cosmogonie vitaliste : « Au commencement, il n'y avait que le non-être (c'est-à-dire le Chaos). Il fut l'être. Il grandit et se changea en œuf. Il reposa toute une année, puis il se fendit. Deux fragments de coquille apparurent : l'un argent, l'autre or. Celui d'argent, voilà la terre; celui d'or, voilà le ciel. Ce qui était la membrane externe, voilà les montagnes; ce qui était la membrane interne, voilà les nuages et les brumes; ce qui était les veines, voilà les rivières; ce qui était l'eau de la vessie, voilà l'océan » [1]. Rien de plus

1. Cf. *La naissance du monde* (ouvrage collectif), Paris, Ed. du Seuil, 1959, p. 345.

« organique » que cette genèse des choses à partir d'un œuf cosmique symbolisant la vie. Pourquoi, dès lors, s'étonner que, pour les anciens, *tout*, sans exception, manifeste une forme de « vie » ? Les choses qui sont dans le ciel (astres) ou sur la terre, sont imprégnées de la *vie originelle* contenue dans l'œuf cosmique d'où elles sont sorties. Cependant le Cosmos reste un, même si sa coquille — étonnante vision d'un Cosmos ovoïdal — s'est divisée en deux parties. Conception intégrale, vaste et profonde de la vie, différente de celle que nous avons aujourd'hui, depuis que la science, héritière d'Aristote, a décrété que « l'animé diffère de l'inanimé par la vie» [1]. Or tout possède la vie — comment, autrement, pourrait-on exister « cosmiquement » ? —, y compris les choses qui, à première vue (scientifique) semblent à jamais mortes (les astres, les pierres, les métaux, etc.).

D'ailleurs la science moderne, après trois siècles de conception matérialiste, semble revenir aujourd'hui à une description plus vaste de la vie. Déjà dans l'hypothèse de l'origine de l'Univers à partir de l'explosion d'un « atome primitif » il y a quelque 15 à 16 milliards d'années, — cette masse de matière concentrée en une densité inouïe —, on se plaît à voir l'éclatement d'un... « œuf cosmique » [2]. Ce n'est peut-être qu'un artifice de langage, bien que l'image de l'œuf se brisant se veut plus près de la vérité cosmogonique que celle de l'atome purement « physique » qui explose. En effet, il est plus rassurant (sinon plus « logique ») pour l'esprit d'imaginer un œuf qui germe sous la chaleur et donne naissance à quelque chose de « vivant » (l'Univers en expansion) que

1. Aristote : *De l'âme*, Paris, Ed. Vrin, 1959.
2. « Tout l'Univers est alors contenu dans ce que Lemaître avait baptisé l'« atome primitif » et que les astronomes, reprenant une vieille image mythologique, aiment appeler l'*œuf cosmique*. Cet œuf infiniment dense et infiniment chaud explose à l'instant to (temps zéro). Ainsi, commença la grande aventure de l'Univers » (cf. *Science et Vie*, n° 791, page 12).

de comprendre la raison et le processus du *big bang* d'un corps inanimé.

Encore plus mystérieuse est l'origine de la vie des seuls règnes définis comme tels (le végétal et l'animal). Quand sont apparues les premières cellules vivantes ? La paléontologie ne cesse d'interroger le passé de la planète dans l'espoir de trouver, avec précision, le moment de passage du monde inorganique à la vie. Or deux principes régissent les savants : d'une part l'unité cosmique de la matière, d'autre part le processus évolutif de l'élémentaire au supérieur. Malheureusement, la séparation des choses en règne de la vie (monde organique) et règne minéral (monde inorganique) rend difficile le postulat de l'unité cosmique de l'Univers — car il y a (apparemment) rupture entre les formes d'existence de la « matière » —, de même qu'elle fait obstacle à l'idée, non moins contraignante pour la science, de l'évolution. D'où l'effort de comprendre l'origine « chimique » de la vie. Ainsi, on suppose que la nature a engendré la vie durant l'âge de la terre appelé le « Précambrien », soit entre 4 milliards et 600 millions d'années. Au terme de multiples tâtonnements, la nature a vu apparaître dans son sein les *coccoïdes*, c'est-à-dire les premiers organismes vivants. Il s'agit de cellules contenant de l'ADN (c'est-à-dire de l'acide desoxyribonucléique) qui est essentiel à la manifestation de la vie. Cependant la science ne saurait expliquer comment on est passé des simples acides aminés, sans vie, qui précèdent les coccoïdes, aux cellules vivantes primitives. On pense que les acides aminés ont été synthétisés dans une atmosphère remplie d'ammoniac, de méthane, d'hydrogène sulfuré et de phosphure d'hydrogène du Précambrien grâce aux décharges électriques qui balayaient la terre d'il y a quelques milliards d'années. Plus précisément, la synthèse a eu lieu dans les mers, cette « soupe primitive » de la vie, sous la forme de gouttelettes microscopiques appelées *coacervats.* Une fois de plus, l'image des eaux primordiales et de l'« œuf germinateur » de vie des anciennes cosmologies vient au secours des savants. Cependant on peut se demander si la science veut vraiment comprendre la vie sans la tuer. Car enfin, sur ce chemin la vie restera un mystère ou une énigme tant qu'il ne sera pas possible d'expliquer comment ces « briques de vie » que sont les coacervats (simples agglomérations d'acides aminés), toujours privés de vie, sont devenus des coccoïdes dotés de l'ADN (porteur des gênes spécifiques aux espèces vivantes). A force de réduire la vie à des processus chimiques, on la tue sans pouvoir montrer comment l'inanimé (les coacervats) a pu devenir organisme vivant (cellule).

Par contre, sans mettre de barrière entre les choses (dont on ne conteste pas le classement en plusieurs règnes de vie), l'ancienne conception de la vie cosmique répond mieux que la science moderne aux exigences de l'unité et des métamorphoses évolutives des choses [1]. Ainsi que l'a montré Paracelse (1493-1541), cet étonnant médecin et philosophe suisse de la Renaissance, la Nature est Vie, et la vie est l'essence la plus profonde de la nature des choses. La mort (ou l'inanimé) n'est nulle part, ni dans les corps organiques ni dans les objets inorganiques. Le monde est vivant dans toutes ses parties, petites ou grandes, et il n'y a rien en lui qui ne le soit : les pierres et les astres, les métaux, l'air et le feu [2]. Idée que l'on trouve déjà dans

1. Depuis un siècle environ (avec Maxwell, Einstein, Dirac, etc.) la science physique tente de trouver une formule unitaire pour tous les phénomènes étudiés séparément, tels que le champ électro-magnétique, gravitationnel, optique ou radioactif. On espère ainsi parvenir à ce « Réel lointain », d'où se diversifient les phénomènes physiques.

2. On pense que Paracelse aurait découvert l'homéopathie, ce qui n'est pas impossible : la vision unitaire du cosmos vivant, avec ses principes de sympathie et d'antipathie, y mène nécessairement.

De occulta philosophia de Agrippa de Nettesheim (1486-1535), médecin et alchimiste allemand : « Il serait absurde que le ciel, les astres et les éléments, qui sont source de vie et d'âme pour tous les êtres particuliers, en soient eux-mêmes dépourvus; et que chaque plante ou chaque arbre aient une part à une destinée supérieure à celle des astres et des éléments qui les produisent naturellement » [1]. Ainsi le principe de la causalité « scientifique » acquiert ici une valeur universelle car il s'applique à l'ensemble du réel. Il n'est pas étonnant que l'ancienne médecine ait été la « science du vivant ». En effet, tout se répond dans le Cosmos, l'état d'un membre de la nature influe ou subit celui d'un autre, « comme le toucher d'une corde sur un luth fait résonner toutes les autres » [2]. La médecine est donc « science occulte » car elle se fonde sur l'idée de la vie circulant dans ses significations *qualitatives* (tandis que la science moderne recherche la vie dans les dosages quantitatifs). C'est la même idée que l'on trouve dans un ouvrage (sur le *Régime*) de l'Ecole de Cos (qu'on attribue à tort à Hippocrate) : « La vie est ici et là; et s'il y a vie, la mort est impossible si ce n'est avec l'ensemble des choses; car où serait la mort ? Mais s'il n'y a pas vie, il est impossible que rien naisse; car d'où viendrait la naissance ? Naître, mourir, ce sont des apparences fournies par les yeux; la raison, elle, sait que « croître et décroître est la même chose. Un pour tout, tout pour un, c'est la même chose, et rien dans tout n'est la même chose; car l'usage (de l'opinion vulgaire) est, sur ce point, en opposition avec la nature... » [3]. Il s'ensuit que la nature ne saurait être réduite à sa seule physicalité « matérielle » que si l'on a tué, au préalable, sa

1. *Op. cit.*, édition de 1531, 56, p. 207.
2. Id., p. 208.
3. Cf. P. Theil : *L'Esprit éternel de la médecine*, T. Ier, Paris, 1965, p. 163.

force vitale qui permet toutes les métamorphoses possibles, de l'inorganique à l'organique (et inversement). Médecine de la vie, l'ancienne doctrine de l'art de guérir reste attachée à l'idée que tout le Cosmos est vivant de sorte que le diagnostic et la thérapeutique au service de l'homme malade dépendent de l'Univers tout entier. Ce que l'ancienne médecine cherche, c'est l'état d'harmonie sans lequel il n'y a pas de santé véritable. La relation entre l'individu et la nature est si inextricable que la doctrine définit l'homme comme le microcosme qui reflète la vie du macrocosme. Dans le symbolisme religieux des cultures traditionnelles, l'homme est appelé Adam Kadmon, c'est-à-dire l'Adam microcosmique, miroir du Cosmos, selon la formule latine : *Quod superus sicut quod inferius* [1]. Nécessairement, de subtiles correspondances s'établissent entre les deux « cosmos » en vertu de l'unité de vie qui les anime. Déjà la naissance de l'homme est analogue à celle de l'Univers, ce qui fait dire à Paracelse que « l'étude de la matrice, c'est aussi la science de la genèse du monde ». L'idée directrice de l'ancienne médecine c'est que la connaissance de la pathologie et de la thérapeutique de l'homme se trouve dans l'étude du ciel. De sorte que l'anatomie du corps humain n'est pas du ressort de la science « laïque » mais de l'astrologie —, d'où la naissance de cette curieuse (voire même extravagante) *astro-biologie* comme véritable « science » médicale de l'être humain. Et pourtant, l'astro-biologie a été vénérée pendant plus de deux millénaires (jusqu'au XVIIIe siècle). Rien, en effet, de plus normal : puisque le corps humain est un microcosme, à chaque organe correspond une « maison » du zodiaque céleste. De leur côté, les planètes sont localisées (biologiquement) dans les diverses parties de l'organisme et exercent leur influence d'une façon spécifique. Ainsi, selon Robert Fludd,

1. « Comme le haut, ainsi le bas. »

alchimiste du XVIIe siècle, « Saturne domine l'oreille droite, les dents, la rate, la vessie. Jupiter gouverne le foie, les poumons, les côtes, le pouls, la semence. Mars correspond à l'oreille gauche, aux reins, au sexe et à la vésicule du fiel. Le Soleil régit à la fois le cerveau et le cœur; il est ainsi le maître des deux parties les plus essentielles de l'organisme; son influence s'exerce également sur l'œil droit. Vénus préside aux lombes, à la matrice, aux testicules, à la gorge, au foie et aux mamelles. Mercure gouverne la langue, la main droite, il possède aussi une influence, comme le Soleil, sur le cerveau, où il affecte spécialement la mémoire. La Lune agit aussi sur le cerveau, sur l'œil gauche, sur le ventricule, et elle préside au goût » [1]. Quant au célèbre *Kalendrier* de Johann Prüss (imprimé en 1484), il décrit le zodiaque anatomique de chaque individu : « Le Bélier gouverne la tête; le Taureau régit le cou et les épaules; les Gémeaux se rapportent aux bras; le Lion, au cœur; le Cancer, à la poitrine et à l'orifice de l'estomac; la Vierge, au ventre, ou plus particulièrement à l'orifice inférieur de l'estomac; la Balance préside aux opérations des intestins; le Scorpion correspond au sexe; le Sagittaire, aux cuisses; le Capricorne, aux genoux; le Verseau, aux jambes, et les Poissons, aux deux pieds » [2]. La même correspondance « anatomique » entre le Macrocosme (la Nature) et le Microcosme (l'homme) se retrouve, mais établie à partir des quatre éléments qui constituent les « briques de la vie », chez les docteurs de la nouvelle lumière qui ont préparé la Renaissance en Europe. Ainsi le savant anglais Robert Grosseteste (1175-1253) écrit : « Dieu, dans sa grandeur, a créé l'homme à sa propre image. Le corps de l'homme est fait de chair et d'os. Il se divise en

1. *Utriusque Cosmi Historia,* Openheim, 1619.
2. *Martyrologium der Heiligen nach der Kalender,* Strasbourg, 1484 (citation extraite du livre de Grillot de Givry, *Le Musée des sorciers, mages et alchimistes,* Paris, Ed. Tchou, 1966, p. 256).

quatre éléments. Il se rattache en effet au feu, à l'air, à l'eau, à la terre : à la terre pour la chair, à l'eau pour le sang, à l'air pour la respiration, au feu pour la chaleur vitale. De même, la division du corps humain en quatre parties essentielles est liée à la nature de ces quatre éléments : la tête se réfère au ciel, puisqu'on y trouve les deux yeux, semblables au Soleil et à la Lune par leur brillance; la poitrine est liée à l'air, puisque le souffle qui est émis par elle peut être comparée à la production des vents par l'air; quant au ventre, on l'assimile à la mer, à cause de l'accumulation qui s'y produit de toutes sortes d'humeurs, semblable à un rassemblement d'eaux; les pieds, enfin, sont comparables à la terre : ce sont en effet les derniers des membres, arides comme la terre, secs comme la terre [3]. »

Il est évident que si les précurseurs de la science moderne n'ont pas développé une science exclusivement positive, c'est parce que la doctrine d'ensemble qui régissait leurs recherches était une philosophie anthropocosmique. On sait qu'aujourd'hui encore maints astrologues, anthroposophes et autres gnostiques de la « santé » de l'individu font appel aux astres et à leur influence pour expliquer, par exemple, les causes de l'embarras gastrique ou de la dépression nerveuse. C'est notamment la position dans la Maison VI des planètes qui apporte le diagnostic infaillible. Ainsi, le Soleil prédispose aux maladies psychiques qui se répercutent sur le cœur et la circulation; la Lune provoque les maladies dépressives; Mercure, des psychoses et des névroses; Vénus, des maux de reins, des maladies vénériennes ou des fausses couches; Mars, des accidents aboutissant à une opération chirurgicale; Jupiter, des maladies du foie et de la vésicule biliaire; Saturne, la goutte et le rhumatisme.

1. *Opuscules,* Venise, 1514 (cité par P. Theil, *op. cit.,* III, p. 57).

C'est la pensée chinoise, et son étonnante médecine, qui ont poussé à l'extrême la doctrine cosmique. Rappelons, d'abord, que selon la règle de l'*Etiquette*, toutes les choses font partie d'une architecture *unique* de l'Univers. « La société, les hommes, le monde sont l'objet d'un savoir global. Valable pour le macrocosme et pour tous les microcosmes qui s'emboîtent en lui, ce savoir se constitue par le seul usage de l'analogie [1]. » Les sciences spéciales (ou « positives ») sont inutiles car le savoir étant *un*, l'histoire de l'Univers est aussi celle de l'homme ou de la société. Il n'y a pas quatre règnes d'existence (minéral, végétal, animal, culturel), mais un seul : la vie cosmique. C'est pourquoi la médecine chinoise est une sagesse : son ambition est d'équilibrer le microcosme (l'homme) avec le macrocosme.

Dans l'Inde des *Vedas* et du *Yoga*, l'anatomie astro-biologique doit permettre la recherche de la santé cosmique où l'individu parvient à l'identification totale avec le macrocosme. « Le corps construit peu à peu par les hathohygis, les tantriques et les alchimistes correspond en quelque sorte au corps de l'homme-dieu [2]. » En effet, « le point de départ de toutes ces formules était naturellement la transformation du corps humain en un microcosmos, théorie et pratique archaïques, attestées un peu partout dans le monde et qui, dans l'Inde âryenne, étaient déjà articulées dès les temps védiques. Les « souffles », nous l'avons vu, étaient identifiés aux vents cosmiques (cf. *Atharva Veda*, XI, 4, 15) et aux points cardinaux (*Chandogya Up.*, III, 13, 1-5). L'air « tisse » l'Univers (Brhad. Up., III, 7, 2) et le souffle « tisse » l'homme (*Ath. Veda*, X, 2, 13) — et ce symbolisme du tissage a abouti dans l'Inde à la grandiose concep-

1. Marcel Granet : *La pensée chinoise,* Paris, Ed. Albin-Michel, 1968, p. 297.
2. Mircéa Eliade : *Le Yoga, immortalité et liberté,* Paris, éd. Payot, 1972, p. 236.

tion de l'illusion cosmique (la Mâyâ) et ailleurs aux conceptions du « fil de la vie » et du destin filé par certaines déesses. Lorsque le sacrifice védique est « intériorisé », le corps devient un microcosmos (cf. *Vaikhânasasmârtasûtra*, II, 18). La colonne vertébrale est identifiée à la montagne Merru, c'est-à-dire à l'axe cosmique... On « réalise » l'anthropocosmos par une méditation yogique : « Imagine la partie centrale (colonne vertébrale) de ton corps comme étant le mont Meru, les quatre membres principaux étant les quatre continents, les quatre membres mineurs étant les sous-continents, la tête étant les mondes des devas, les deux yeux étant le Soleil et la Lune, etc. [1]. »

Enfin, la doctrine cosmique de l'ancienne médecine à base d'astrologie ne serait comprise sans mentionner la *loi des correspondances* entre les éléments fondamentaux de l'Univers et l'état physique et psychique de l'individu. C'est en effet la science des « physiologues » grecs du VIe-Ve s. av. J.-C. qui, la première, a découvert les quatre éléments qui constituent les « briques » du monde, à savoir : l'Eau (Thalès), l'Air (Anaximène), le Feu (Héraclite), la Terre... Empédocle (490-435) a donné une théorie *unifiée* des éléments dans le cadre de la *Physis* qu'il appelle (comme Parménide) la « Sphère » (Sphaïros).

Les quatre éléments sont donc des principes de vie, car la *Physis* des Grecs n'est pas la Nature des corps « physiques » mais, selon Platon, le Grand Animal vivant. C'est précisément la « science » des quatre éléments qui sera adoptée par Hippocrate et l'Ecole médicale de Cos, ainsi que par les alchimistes de l'Antiquité et du Moyen Age. A tous, elle permet de constituer le cadre *vitaliste* de leurs théories et pratiques. Le Cosmos n'est-il pas Vie universelle ? Il s'ensuit que la médecine n'est possible qu'en fonction de l'ac-

1. *Id. ibid.*

tion des éléments qui constituent les « briques de la vie », de même que l'anatomie est fonction de l'astro-biologie. Selon une vieille conception, appelée le *cycle de Plotin*, les alchimistes ont montré le passage « vital » ininterrompu d'un état (élémentaire) à un autre : le Feu se condense en Air, l'Air se change en Eau, l'Eau, en se solidifiant, devient Terre, et la Terre se change en Feu. Le passage (ou la transformation) en sens inverse est également possible. Mais le plus important en médecine vitaliste, c'est la connaissance des qualités correspondant à chacun des éléments : le feu est sec et *chaud*, l'air est chaud et *humide*, l'eau est humide et *froide*, la terre est froide et *sèche*. Une qualité commune permet le passage d'un état à l'autre : il n'y a jamais rupture, interruption de la vie.

La vision chinoise des éléments de la vie est encore plus complète. Plus qu'ailleurs, l'homme représente « en petit » le Cosmos. Aux quatre saisons du mouvement circulaire du ciel correspondent les quatre membres, formés chacun de trois parties (comme les trois mois qui font une saison). De même, le corps a 360 articulations, comme le nombre des jours de l'année lunaire. Mais ce sont les cinq viscères de l'anatomie humaine qui renvoient aux cinq (et non pas quatre) éléments cosmiques, à savoir : l'Eau, le Feu le Bois, le Métal et la Terre. Un tableau divisé en cinq groupes montre les correspondances :

Est : région du printemps où domine l'élément bois, correspondant à l'anatomie de l'os et du foie.

Sud : région de l'été, sous l'emprise de l'élément-feu qui anime le souffle (la respiration) et le cœur.

Centre : région sans saison de l'élément-terre correspondant aux muscles et à la rate.

Ouest : région de l'automne, sous l'emprise de l'élément-métal qui régit les ongles et les poumons.

Nord : région de l'hiver, dominé par l'élément-eau qui conditionne la circulation du sang et l'activité des reins.

De ce tableau, complété par les cinq « influences » ou « signes » (le vent, la pluie, le froid, le chaud, le yang), dont nous parlerons au chapitre suivant, est tiré l'art médical du diagnostic et de la thérapeutique. Cependant l'art médical chinois reste à tout moment une « sagesse ». Ainsi le médecin est nécessairement accompagné par le « sage » (philosophe, astrologue) averti dans l'art des correspondances cosmiques et biologiques. « Un prince de Tsin est malade; on appelle auprès de lui un sage et un médecin; tous deux concluent qu'il n'y a rien à faire, et l'on répond : « Cela est bien vrai », car les deux experts ont disserté savamment. Le sage, à grands renforts de renseignements historiques ou astronomiques, s'est expliqué sur l'action des Esprits et le médecin, enchaînant les apophtegmes, a discouru sur le maléfice : « Les six influences (k'i) du ciel deviennent en bas (sur terre) les cinq saveurs, se manifestent dans les cinq couleurs, ont pour indices les cinq notes. L'excès engendre les six maladies. Les six influences (k'i) sont le yin et le yang, le vent et la pluie, l'obscurité et la lumière. (Bien) réparties, elles forment les quatre saisons; (mises) en ordre, elles forment les cinq divisions (de 72 jours chacune) de l'année. Dès qu'elles sont excessives, il y a calamité. L'excès de yin cause les refroidissements; l'excès de yang, les fièvres, l'excès de vent, les maladies des membres; l'excès de pluie, celles du ventre; l'excès d'obscurité, les troubles mentaux; l'excès de lumière, les malaises du cœur. La femme est la chose du yang et des moments d'obscurité (la compagne de nuit). Si on en use avec excès, il y a fièvre interne et troubles mentaux maléficients (kou)... Le kou (maléfice) est lié à l'excès et aux troubles mentaux. On écrit ce mot avec les signes « vase » et « vermine »; l'(être) ailé qui sort du grain (kou) (placé dans un vase) est le kou (maléfice). Le yi (king) des Tcheou dit : « La fille trouble l'esprit du garçon; le vent renverse la colline », c'est (l'hexagramme) kou. Toutes ces choses se correspondent (t'ong) ! » « Quel excellent médecin ! » s'exclame-t-on sitôt ce discours fini, et l'on a plaisir à payer richement la consultation » [1].

Il ne reste plus au médecin qu'à indiquer la thérapeutique. Elle aussi est fonction des correspondances cosmiques entre, d'une part, les plantes, les minéraux ou les animaux et, d'autre part, les organes malades.

2. *La médecine sacrée.*

Œuvre de la Création originelle, le Cosmos est sacré. il en est de même de l'activité humaine qui a comme but la sauvegarde de la vie.

L'homme moderne accorde beaucoup d'importance à sa santé. Il a raison, car la santé est un *bien* dont il entend jouir tant sur le plan de l'activité utile (car la santé permet le travail, donc la production des biens de consommation) que sur celui des activités de loisirs (sports, plaisirs, etc.). Seulement, il ne faut pas oublier la portée « vitale », c'est-à-dire « cosmique » de la santé. Précisément, l'ancienne médecine a fait de son art de guérir une « science » sacrée, car ce qu'il protège, c'est le mystère de la vie. Il n'est pas étonnant que le cabinet médical des temps anciens ait été appelé la *Maison de Vie.* Lieu sacré, en effet, puisque l'art médical est l'œuvre divine. Le premier médecin n'a-t-il pas été Asclepios (Esculape), fils du Dieu Apollon et de Coronis

1. Marcel Granet : *La pensée chinoise,* Paris, éd. Albin-Michel, 1968, p. 316-317.

(fille du roi Phlégyas) ? D'ailleurs sa naissance a eu lieu, troublante coïncidence, dans le temple d'Epidaure, lieu célèbre dans l'antiquité pour son « art de guérir ». En fait, le nom d'Asclepios (qui veut dire « l'infiniment bon ») représente l'appellation générique que les Grecs donnaient à tous les médecins pour s'attirer leur bienveillance. Le mythe raconte encore comment Esculape a appris l'art de guérir d'Apollon, art qu'il a ensuite transmis à ses deux fils, Podalirios et Machaon (célèbres médecins de l'*Iliade*), qu'il a eus avec Hygie (de là le nom d'Hygiène). Cependant Asclepios n'est autre que le célèbre médecin égyptien Imhotep, à la fois architecte (auteur de la pyramide à degrés de Sakhara) et ingénieur au temps du roi Djoser (vers l'an 2850 avant J.-C.). Imhotep a été célébré comme « dieu », car son art de guérir lui a été enseigné par Toth, le « dieu de toutes les sciences ».

L'idée du médecin guérisseur comme dieu (ou demidieu) découle de la sacralité du Cosmos vivant. Par la suite, le médecin n'est que le « mage » ou le « prêtre » qui officie dans la Maison de Vie, en qualité d'interprète du ciel. Il est, selon la définition (plus tardive) du philosophe florentin de la Renaissance, Marsile Ficin, le « mundicultor », c'est-à-dire celui qui met en valeur le champ entier du monde [1]. A la fois mage et guérisseur, le médecin d'autrefois se rapproche, de par son art sacré, davantage du *chaman* des populations primitives d'aujourd'hui. Il n'empêche que son art garde le style « hippocratique », car les Asclépiades (successeurs d'Aesculape) appliquent le critère « scientifique » du diagnostic et de la thérapeutique. Le propre de la médecine sacrée est donc d'insérer la connaissance « technique » de la maladie dans la philosophie de la vie sacrée. On n'en veut comme preuve que ce très ancien « Guide du médecin »

1. Voir *Apologia de medicina, astrologia et magia,* 1489.

que représente le papyrus égyptien Ebers (rédigé vers 1500 avant J.-C.) qui s'ouvre sur la prière que le médecin-prêtre doit réciter avant toute action. Le texte est significatif pour comprendre les secrets de l'ancienne médecine : « Je suis sorti d'Heliopolis avec les prêtres des dieux (het-aat), les Seigneurs des protections, les Rois de l'Eternité et du Salut. Je suis sorti de Saïs avec la mère des dieux qui m'ont accordé protection. La parole m'a été conférée par le Maître de l'Univers, afin d'expulser la souffrance causée par un dieu ou une déesse, par un mort ou une morte, etc., qui est dans cette mienne tête, dans ce mien cou, dans ces miennes épaules, dans ces miennes chairs, dans ces miens membres, et pour châtier l'Accusateur qui a laissé entrer la maladie dans cette chair mienne, la magie dans ces miens membres, afin que celle-ci (la maladie) puisse entrer dans cette mienne chair, dans cette mienne tête, dans ces miens bras, dans ce mien corps, dans ces miens membres. (Ainsi souvent) a pitié Rê, pendant qu'il parle : « Je le protège contre son adversaire. » Toth est son guide, lui qui donne le langage, crée les livres et accorde la gloire aux savants et aux médecins qui sont ses disciples, afin que ceux-ci déchiffrent ce qui est incompréhensible. A ceux mêmes que Dieu aime, qu'il fait vivants. Je suis un de ceux que Dieu aime (car), il m'a rendu vivant [1]. » La prière est structurelle à la médecine sacrée, en raison de son pouvoir miraculeux. Aussi, au Moyen Age, le Christ devient lui-même le suprême médecin car il est la Vie même. Comme l'écrit le médecin-évêque Fulbert (960-1028), à qui on doit également la reconstruction de la cathédrale de Chartres, « nous, Chrétiens, nous savons bien qu'il y a deux médecines : l'une terrestre, l'autre, inspirée d'en haut. Diverses dans leurs origines; diverses dans leur efficacité ! Les médecins de la terre, au prix d'une longue expérience, ont appris les vertus des plantes

1. Cf. P. Theil : *L'Esprit éternel de la médecine,* I, p. 10-11.

et des autres remèdes qui agissent sur le corps humain. Pourtant, il n'est personne dans cet art, pour expérimenté qu'il soit, qui ne trouve des maladies difficiles à soigner, et d'autres tout à fait incurables ! Voilà ce dont témoignent cet illustre Hippocrate et cet admirable et céleste Esculape : aucun médecin ne les surpasse ! Mais, Créateur de la médecine d'en haut, au-dessus de tous brille le Christ... D'un seul mot, il peut guérir les malades, et faire surgir du tombeau les morts et leur rendre la vie ! [1] ». La *Flos Medicinae*, célèbre poème médicinal des XIIe-XIIIe siècles, qui résume les idées de l'Ecole de Salerne (IXe-XIIIe siècles) sur le « régime de santé » (*Regimem sanitatis*), se réclame de Dieu qu'elle considère comme le « médecin suprême ». C'est encore et surtout du sens de la Vie et de son Auteur divin que le praticien entend rester le pieux desservant. De sorte que celui « qui méprise la médecine fait perdre un don de Dieu. Mais celui qui fonde son espoir sur elle seule ne comprend pas la parole de Dieu, qui se manifeste à travers la maladie. Il existe donc des malades qui ne guérissent pas du tout, mais qui, malgré tout, doivent (inciter à) honorer Dieu » [2]. Quant à Guy de Chauliac (1290-1360), médecin des papes d'Avignon (Clément VI, Innocent VI et Urbain V), il n'oublie pas, dès le commencement de sa *Grande Chirurgie*, de « rendre grâces à Dieu, qui fait largesse de perpétuité de vie aux âmes et de santé aux corps, médecinant les maux, par la grâce, qu'il a octroyée à toute chair, des vertus qui conservent la santé et gardent de langueur, donnant la connaissance de l'art médical et le moyen de rétablir la santé, aux divins et courageux entendements, je m'efforcerai de les commenter et de les recueillir » [3].

---

1. *Id.* P. Theil, T. II, p. 140.
2. *Id. ibid.*, p. 43.
3. *Id.* P. Theil, T. III, p. 350.

L'art de guérir est donc un art sacré. Le candidat à ce véritable sacerdoce dont *l'humanisme* s'identifie à la vie cosmique — car l'homme est un microcosme — apprend la « science » dans les temples ou à l'ombre des cloîtres. Son éducation ou sa formation professionnelle revêt le caractère d'une initiation car elle a lieu dans ce que les Egyptiens des temps pharaoniques appelaient la *Maison de Vie*. De ce caractère sacerdotal a hérité le cabinet médical le jour où le médecin-guérisseur a reçu chez lui les malades. Que ce soit la formation du chaman (le « medicine-man ») chez les peuples primitifs d'aujourd'hui ou celle du médecin-prêtre des temps antiques, l'initiation a comme but la découverte chez le candidat du sens de la « divination ». Aujourd'hui le médecin veut être, exclusivement, l'intermédiaire entre le malade et sa santé perdue, c'est-à-dire le technicien de l'état pathologique de l'individu. Il *combat* la maladie dont il va s'efforcer, surtout, de connaître les causes organiques. Par contre, le médecin-guérisseur des temps jadis est l'intermédiaire entre l'individu et le reste du monde, entre la vie créée et son Créateur, entre l'homme profane et le Sacré. C'est pourquoi sa formation est une initiation aux secrets profonds de la Vie (et à son céleste Auteur). Sans la divination le diagnostic ainsi que la thérapeutique employée seraient sans valeur. La médecine ancienne est devenue un art ésotérique comme le prouve, par exemple, l'appellation *ticiotl* chez les Aztèques du Mexique précolombien. En effet, c'est le même terme (ticiotl) qui désigne l'art de guérir et la divination de ces médecins-devins qui communiquent la parole ou les secrets des dieux aux hommes [1].

A la médecine sacrée correspondent des moyens thérapeutiques d'origine et d'efficacité sacrées. En effet, si la médecine est l'art de respecter la vie dans son universali-

1. Voir *Médecines traditionnelles sacrées* de Claudine Brelet-Rueff, Paris, éd. Celt, 1978, p. 158.

té, la pharmacopée doit être également universelle. Il s'ensuit que le but recherché quant à la production des « médicaments » est la découverte du produit qui combat toute maladie, quels que soient sa nature ou l'organe qu'elle a touché. En d'autres termes, le secret doctrinal de la pharmacopée des temps jadis, c'est la *panacée* (qui veut dire : « remède universel »). Pendant des siècles (sinon des millénaires) on a cru que la thériaque ou l'antimoine était la panacée qui soulageait la souffrance et guérissait n'importe quelle maladie.

Le terme de « pharmacie » vient du mot grec *pharmakon* qui veut dire « remède » (c'est-à-dire : toute substance au moyen de laquelle on altère la nature d'un corps, toute drogue). Chez les Egyptiens, la « pharmaki » est « ce qui procure la sécurité », le remède que donne le dieu Thot (par son représentant guérisseur) appelé pour la circonstance *Ph-ar-maki.*

La Nature étant la Vie (cosmique), il est normal qu'elle soit aussi le trésor pharmaceutique où puise le médecin-guérisseur. L'image que les cosmologies se font de la Nature en tant que Vie est celle de l'*Arbre de Vie.* L'image est donc végétale; c'est pourquoi la pharmacie universelle s'identifie souvent à la science des plantes qui guérissent. D'où l'extraordinaire importance que revêt dans l'ancienne médecine la phytothérapie (« guérison par les plantes »). En fait, la Nature est la totalité de la Vie — car tout est vie — y compris le règne que nous désignons comme inorganique (règne minéral). Certes, l'Arbre de Vie est à l'origine de toute plante et la vie apparaît d'abord comme végétale, La panacée recherchée par la pharmacie ancienne, notamment populaire, revêtira la forme d'une *herbe*, certes sacrée, qui guérit toute maladie. La liste des plantes qui ont joui d'une telle vertu est considérable. Au premier rang, il faut citer l'Arbre de Vie lui-même que Dieu a planté dans l'Eden mais qui a été interdit aux premiers hommes coupables du péché originel. D'après certaines légendes, il semblerait que le diable, toujours à l'affût de la « sorcellerie », cherchait lui-même cette plante détentrice du secret de la vie éternelle (qu'est l'Arbre de Vie). C'est dans ce but qu'il a poussé Adam et Eve au péché de la connaissance en espérant que les « yeux ouverts » des hommes sauraient même distinguer dans la flore édénique l'Arbre doté des vertus de la vie éternelle. A leur tour, les hommes se sont mis à la recherche de cet Arbre, croyant l'identifier à telle ou telle plante panacée [1].

Quoi qu'il en soit, « si l'on considère les Arbres et les Herbes de Vie sous l'angle de l'expérience médicale moderne, on comprend bien mieux ce que nos lointains ancêtres se représentaient sous ces noms : ils n'appelaient pas nécessairement ainsi les seules plantes qui avaient pour effet de prolonger l'existence en général, mais aussi celles qui se révélaient bonnes pour la santé et s'opposaient de ce fait à la mort. « L'homme primitif et aussi celui de l'Antiquité n'avaient à peu près aucune connaissance pharmacologique; lorsqu'il devait recourir à des médicaments, les plantes étaient seules à lui en fournir; ce fut déjà un énorme progrès lorsque la médecine apprit aussi à recourir à la terre, aux excréments, à l'urine, à l'eau de mer ou de source et à leur découvrir des effets bénéfiques [2]. »

Cependant, la Nature offre des moyens supplémentaires de vie du fait que certaines pierres ou animaux détiennent dans leur structure une vertu thérapeutique. A la phytothérapie se sont ajoutées une lithothérapie (médecine par les pier-

1. Il est intéressant de remarquer que le *Caducée* des médecins représente le serpent (le diable) enroulé autour d'un arbre de vie. A moins que cet arbre ne soit plutôt celui de la connaissance de sorte que les moyens thérapeutiques soient plutôt les produits de la science (artificielle) que sont les médicaments de synthèse que de l'Arbre de vie.

2. Cf. H. Bottcher : *Vivre 140 ans,* Paris, éd. Plon, 1965.

res) et une zoothérapie (médecine par les animaux). Toute la nature devient ainsi la réserve des moyens de santé, à condition toutefois que l'on sache distinguer entre les éléments qui guérissent et ceux qui nuisent à l'homme. Il y a donc une loi qui régit les relations entre le macrocosme et le microcosme, à savoir *la loi de sympathie et d'antipathie.* Connaître le secret pharmacologique de la Nature, c'est découvrir les vertus cachées qu'ont certaines plantes, pierres ou espèces animales pour contribuer à la santé (évidemment « cosmique ») de l'individu. A l'instar de Roger Bacon (1214-1294), à la fois mathématicien et médecin anglais, les auteurs des livres de pharmacologie antique ou médiévale savaient que « Dieu a placé partout une vertu indicible, qu'il a dotée d'une certaine ressemblance, de sorte que chaque homme qui est pourvu d'un esprit clair et vivace ainsi que d'entendement peut réaliser cette opération. Car l'action de la plupart des choses — de ces choses qui sont dites « actives » — (est) soit d'après leur forme, soit d'après leur matière ou leur essence ou leur chaleur, à cause de leur durée et de leur longue persistance ou par leur corruption » [1].

La pharmacopée naturelle se compose donc des plantes, des pierres et des animaux qui ont les vertus de « sympathie » avec le microcosme qu'est l'individu. Ce qu'on va chercher, c'est la correspondance entre le symptôme pathologique et la configuration de la nature d'une plante, d'un minéral ou d'un animal. La loi des ressemblances, dite aussi des « signatures », n'est pas un vain mot. L'exemple le plus patent est la mandragore (*l'atropa mandragora*) dont la forme de la racine ressemble étrangement à celle du corps humain. Elle est si « vivante » que, selon une tradition ancienne, lorsqu'on essaie de la déraciner, elle pousse un

1. Cf. P. Theil, *op. cit.*, T. III, p. 83.

cri qui tue celui qui l'entend. Le botaniste Théophraste (371 av. J.-C.), successeur d'Aristote (qui a été un excellent naturaliste), conseillait de tracer trois cercles avec une épée autour de la plante avant de l'arracher. Mais encore fallait-il regarder vers l'est au moment où on l'extirpait du sol [1]. Mais le règne minéral produit lui aussi des « pierres » qui correspondent au caractère (tempérament) des individus de sorte que leur usage (comme talisman), représente en fait un bon moyen préventif de la maladie. Quant aux animaux, le sang froid de certains reptiles convient très bien au sang trop chaud des malades terrassés par la fièvre. Ainsi la Nature est une énorme « pharmacie » pour celui qui sait s'en servir. Par la suite, les alchimistes vont suivre l'exemple de cet « Alchimiste » universel qu'est la Nature dans ses opérations de transformation, de transmutation et de synthèse des corps les plus différents.

L'efficacité des remèdes naturels est d'autant plus garantie que les plantes à vertu thérapeutique entretiennent un étroit rapport avec les astres. Comme d'autre part le zodiaque régit l'individu dans la nature astrobiologique de ses organes de vie, il est tout à fait normal que le guérisseur fasse appel à la pharmacie astrale. Dans un ancien texte hermétique, le médecin fait l'apprentissage de son art en commençant par l'étude des affinités existantes entre les plantes (ou les pierres) et les astres. La doctrine est d'inspiration stoïcienne (IVe siècle avant J.-C.), selon laquelle les choses sont régies par la « sympathie » universelle. Le médecin apprend ainsi que « la croissance et le dépérissement de tous les fruits, nécessaires à l'individu, dépendent de l'influx

1. Au Moyen Age on attachait un chien affamé au collet de la racine et on mettait hors de sa portée un morceau de viande, puis on déguerpissait à toutes jambes. Quand le chien, tirant sur la corde, arrachait la mandragore, c'est lui qui entendait le cri meurtrier (cf. Jean-Louis Brau : *Histoire de la drogue,* Paris, éd. Tchou, 1968, p. 45).

des astres ». Quant aux plantes médicinales proprement dites, leur correspondance astrale était bien connue par les anciens herboristes. Ainsi la belladone était du signe du Scorpion, tout comme la ciguë dont la planète tutélaire était Saturne. La même planète régit de nombreuses plantes telles que l'aconit (signe du Capricorne), le chanvre, le datura, l'ellébore (signe du Capricorne), la jusquiame et la mandragore. Les plantes médicinales du Soleil sont notamment le coca et la rue. La Lune régit le datura, la laitue et la mandragore. L'ache (signe du Lion) dépend de Mercure. Ces affinités phyto-astrales font que le calendrier a une très grande importance dans la cueillette des plantes et dans l'extraction des drogues. Ainsi, par exemple, les plantes du signe du Scorpion, du Sagitaire et du Capricorne doivent être cherchées entre le 24 octobre et le 21 janvier. C'est précisément le cas des plantes comme l'aconit, la belladone, le chanvre, le datura, l'ellébore, la mandragore. Encore faut-il réciter la prière spécifique à chaque plante pendant la cueillette. Dans un écrit anonyme du IVe siècle, intitulé *De tempore herbarum*, Hippocrate est censé s'adresser à un certain Alexandre, sur le moment favorable à la cueillette des herbes, en ces termes : « Souviens-toi de prendre garde à ne pas ramasser et utiliser les herbes pendant que la Lune décroît : tu dois te rappeler qu'à cause d'elle, elles ont alors moins d'effet. Car lorsque la Lune croît, la mer, le cerveau et la moelle des animaux croissent; au contraire, lorsqu'elle décroît, tout cela décroît aussi [1]. » Suivent alors des précisions pour chaque mois de l'année : « Au mois de février ramasse les violettes, et tant qu'elles sont fraîches fais-en des pilules de Diane. Et aussi de l'huile de violette et du sirop de violette. Ce qui reste, mets-le en réserve et fais-le sécher. A la fin du mois de février et au mois de

1. P. Theil, *op. cit.*, T. II, p. 32-33.

mars, broie les bourgeons de peuplier, le quatrième ou le dixième jour, et prépare-les avec de la graisse de porc. Au mois d'avril et au mois de mai, ramasse des roses, et pendant qu'elles sont fraîches, utilise-les pour préparer des pilules à la rose, du suc de rose, de l'huile de rose, du sirop de rose. Fais-les sécher et mets-les en réserve. A la même époque, ramasse des parasites de rosa canina, et fais-en du suc de cytinus hypocistis. Au mois de mai ainsi qu'au mois de juin, confectionne de la même façon de l'huile de camomille et de l'huile de lilas. Ramasse également de la cuscute et des têtes de pavot pour en faire de l'opium, et aussi, comme produit soporifique, des feuilles de mandragore, de jusquiame, de laitue, et autres du même type. Des fleurs de romarin aussi, et de sumac de Syrie, de sauge, des graines d'asperge et de cresson alénois » [1]. En juin, on cueille notamment l'oignon, le roseau, l'absinthe, l'armoise; en juillet et août, le persil, l'ache, le chou, la jusquiame; en septembre, les fruits pour en faire du « vin doux », tels que le raisin sec, les graines de citron, de laurier, de romarin. En octobre, on ramasse des racines de toutes sortes (d'ellébore blanche, d'iris jaune, de sauge, etc.). En novembre, on ramasse les feuilles de sapin ou de laurier; en décembre et en janvier, les myrtilles et les graines de genévrier.

Rien ne peut mieux résumer le caractère sacré de la cueillette des plantes médicinales que cette oraison du Moyen Age :

« Trois bons confrères rencontrèrent en chemin Notre Seigneur Jésus-Christ, qui leur dit :

— Mes bons confrères, où allez-vous ?

Un d'eux répondit :

1. *Id. ibid.*, p. 33.

— Nous allons au Mont des Olives pour y cueillir des plantes propres à guérir les blessures.

Jésus-Christ leur dit alors :

— Venez avec moi, mes bons confrères, et jurez-moi, sur le Seigneur crucifié et sur le lait de sa Mère la Vierge, que vous ne direz pas ces paroles à voix basse et que vous n'accepterez pas de salaire. Prenez de la laine non lavée, trempez-la dans de l'huile d'olive et appliquez-la sur la plaie. Puis ayez de la foi et prononcez ces mots :

« De même que Longinus l'Hébreux piqua d'une lance Notre Seigneur Jésus-Christ, dont la plaie ne saigna pas longtemps, ne suppura pas, ne fut pas longtemps douloureuse ni ne se gangréna, de même en soit-il de cette plaie. Au nom du Père, du Fils et du Saint-Esprit. Amen. »

« Dites ensuite trois fois le *Pater Noster* et l'*Ave Maria* [1]. »

1. Cf. Theil, *op. cit.*, T. II, p. 35.

II

LES RYTHMES DE LA VIE

Les secrets de l'ancienne médecine quant à la doctrine philosophique qui la régit ne sauraient être complets sans la description des rythmes qui caractérisent la Vie. Ainsi, il faut d'abord distinguer le sens *structurel* des rythmes de la vie cosmique qui dominent le Macrocosme entier selon les lois du Devenir, des cycles temporels et de l'Eternel Retour, des principes contraires qui coexistent dans le même tout. Ensuite, il sera plus spécialement question des rythmes « humains », ceux de la vie biologique et psychique sans lesquels aucune activité, ou « science » telle que la médecine, ne saurait être possible. Sans toutefois oublier ce que le précédent chapitre a montré, à savoir que le microcosme humain ne cesse d'être redevable au Macrocosme qui, cependant, s'y reflète.

1. *Les rythmes cosmiques.*

La vie, tout le monde s'en aperçoit, n'est pas une donnée statique. Elle est mouvement, changement, métamorphose. Dans un sens absolu, c'est-à-dire métaphysique, la Vie est la force d'imagination propre aux choses qui ne cessent de *devenir.* Il faut néanmoins préciser le sens du Devenir cosmique : il n'est pas la même chose que l'*évolution* dont parlent les sciences de la Nature, bien que le Devenir, comme l'évolution, concerne les mêmes choses. Seulement il considère les choses autrement, dans leur Vie cosmique, des *choses* plutôt que des objets en proie à l'évolution. En effet, la science physique ou biologique étudie l'évolution des choses comme des objets d'un savoir positif, et c'est sa force, non comme des *choses vivantes d'une Vie cosmique.* Les choses évoluent, soit de la vie organique à la mort (ce qui équivaut à leur passage dans l'inorganique), soit dans la destruction ou le déplacement du monde inanimé. Dans tous les cas, les choses sont des objets voués à la mort : c'est la loi de type « scientifique ». En revanche, le Devenir n'est pas évolution rectiligne (p. ex. de l'organique à l'inorganique) mais rythme d'un état à un autre. Ce dont il s'agit, c'est la Vie dans ses aspects alternatifs, voire même contradictoires, la Vie qui ne cesse de subsister comme un tout éternel. Le rythme n'est pas quelque chose qui arrive accidentellement à la Vie, il constitue la structure de sa manifestation. Car le rythme n'est autre chose que le va et vient de l'imagination cosmique. De sorte que l'Univers se déploie en des myriades de formes sans jamais se désagréger en tant qu'unité de Vie. Parce qu'elle est manifestation rythmique, la Vie ne connaît aucune séparation, ou rupture, entre ce que la science désigne comme des règnes d'existence (minéral, végétal, animal). La même Vie est présente partout, grâce aux métamorphoses des états que revêtent les rythmes cosmiques.

Comment dès lors ne pas tenir la Vie et ses rythmes pour une « sagesse » de la Nature, voire une sagesse divine ? Comment ne pas être émerveillé devant la force vitale qui rythme l'éternelle création des choses dans le Devenir ?

Déjà la philosophie grecque d'il y a vingt-cinq siècles avait compris le sens rythmique du Devenir. Pour tous ces « physiologues » (car ils sont des « philosophes de la Nature »), le fond des choses est la *Physis* en Devenir. Certes, on a traduit le grec « physis » par « nature ». Le terme s'est imposé dans la science moderne, de sorte que la Nature est « physique » dans le sens d'une matière à plusieurs degrés (ou aspects) répartie en « organique » et « inorganique ». Or, pour les physiologues grecs la *Physis* est la forme vitale [1] de toute chose. C'est la Nature vivante qui, dans sa plénitude, n'oublie personne et exclut le non-être. La *Physis* est ainsi une et multiple, ou plus exactement Devenir de l'Un au Multiple et du Multiple à l'Un. La Physis est Vie, donc rythme.

C'est Empedocle (— 490-435) qui a, le premier, décrit le rythme cosmique de la Nature, ce Devenir qui fait que « deux fois naissent toutes choses mortelles, et par deux fois elles disparaissent ». Il montre que les « éléments assemblés créent et détruisent tour à tour la mort et la vie, quand tout se désunit, tour à tour apparaît et périt ». Les éléments dont il est question ne sont autres que les briques de la vie cosmique imaginées par les Anciens, à savoir : le feu, l'air, l'eau et la terre. Selon Empedocle, les deux forces qui procèdent à leur union ou à leur désunion cyclique sont appelées Haine et Amour. Véritables principes cosmiques, les deux forces assurent l'incessante marche du Devenir qui porte les choses de leur unité à leur multiplicité et inversement.

Une telle vision du Cosmos régi par l'amour et la haine est vraiment grandiose. Elle considère que la *Physis*, cette

1. *Physis* veut dire : croître, naître.

nature vivante assimilée à une sphère [1] n'est jamais détruite sans l'attaque de la discorde, bien qu'elle ne cesse de devenir multiple. En effet, la haine veut rompre l'harmonie du tout cosmique, en poussant les choses vers la plus totale individualisation. Si elle réussissait dans sa besogne, les choses perdraient leur force vitale qui les retient au tout.

Mais cela n'arrive que partiellement, et provisoirement, car l'amour (ou l'harmonie) « force cachée, force intérieure » de la Physis, s'oppose victorieusement à l'œuvre de destruction.

Qu'une telle sagesse philosophique ait pu régir la médecine antique malgré son caractère anti-scientifique, ne doit pas nous étonner. La maladie est avant tout la « haine de la vie », l'état de disharmonie qui menace le corps humain de dislocation et le pousse vers la mort. Or l'homme est un microcosme; ses éléments de vie sont les mêmes « briques » dont est constituée la vie cosmique (le feu, l'air, l'eau, la terre). Il s'ensuit que l'art de guérir doit être l'œuvre de l'amour qui s'oppose au désordre au sein de ces mêmes éléments vitaux qui risquent de provoquer la fièvre, la trop grande sécheresse ou humidité, les sécrétions nocives. On verra plus loin [2] l'importance que l'ancienne médecine depuis Hippocrate (Ve siècle avant J.-C.) et jusqu'au XIXe siècle a accordé aux quatre éléments ainsi qu'aux « quatre humeurs » dans le diagnostic et la thérapeutique de la maladie. Quoi qu'il en soit, grâce aux principes du Devenir qui régissent le fonctionnement des éléments vitaux, le médecin des temps jadis accordait les rythmes biologiques du microcosme humain à la vie cosmique.

Le Devenir représente le rythme universel des choses. Il est cyclique, puisqu'il alterne le mouvement vers l'unité à

---

1. La Sphère (*Sphaïros*) est la Nature conçue comme *Etre* par Parménide (le « père » de la philosophie gracque).
2. Chapitre V.

celui vers l'unicité. A l'image de la ligne droite qui caractérise, pour nous les modernes, l'évolution des choses, se substitue l'image du cercle. C'est aussi l'éternel retour de ce qui est toujours présent : la vie que chacun ressent en lui. Même la maladie subit la marche cyclique, depuis ses premiers signes jusqu'à la guérison qui fait partie de l'« éternel retour ». On sait que le « scientifique » de l'antiquité, Aristote (— 384-322), dont certains livres ont été le bréviaire de la science occidentale pendant quinze siècles, rapproche l'image du temps du mouvement des astres. Ce dernier est périodique et cyclique. Sans parler d'une influence des astres sur les organismes, bien que les corps célestes soient considérés comme des « dieux » [1], Aristote estime que la vie des êtres vivants est, elle aussi, cyclique et périodique.

La vision cyclique du temps qui rythme le devenir cosmique est une philosophie (« sagesse »), non une science. Elle n'est rétrograde que dans l'attitude matérialiste des modernes qui réduisent la vie au mouvement mécaniste. Mais qui a raison ? Car enfin, si la vie est mouvement « révolutionnaire » (naissance et renaissance de la nature), c'est parce qu'elle est rythme cyclique. En effet, le mot « révolution » désigne, étymologiquement, le mouvement circulaire, c'est-à-dire un « devenir sans rupture », à l'instar des retours sidéraux.

La sagesse asiatique a également décrit le devenir du Cosmos comme le produit d'un rythme à « deux principes ». L'exemple le plus élaboré nous est donné par la pensée chinoise du yin et du yang. Mais déjà la métaphysique hindoue et bouddhiste de l'école tantrique considère que « la réalité absolue, le *Urgrund*, renferme en elle-même toutes les dualités et les polarités réunies, réintégrées, dans un état

1. Il y a chez Aristote une véritable *théologie astrale* qui s'ajoute à la théologie de la Substance Première qui est Dieu.

d'absolue unité (*advaya*). La création, et le devenir qui en découle, représentent l'éclatement de l'Unité primordiale et la séparation des deux principes (Civa-Cakti, etc.) ; on expérimente, par conséquent, un état de dualité (objet-sujet, etc.) — et c'est la souffrance, l'illusion, l' « esclavage ». Le but du *sadhana* tantrique est la réunion des deux principes polaires dans l'âme et le corps même du disciple [1]. C'est ainsi que le tantrisme, qui est avant tout une pratique (*sâdhana* veut dire « réalisation »), s'avère être une médecine cosmique (donc sacrée).

Le cycle du Yin et du Yang chinois reflète mieux la théorie du rythme cosmique. On connaît aujourd'hui l'engouement pour l'acupuncture et, d'une façon générale, pour la médecine chinoise. On connaît moins le nom des deux traités médicaux, le *Ling Tsrou* et le *Sa Quenn* qui constituent les *Nei King* dont la composition remonte à Houang Ti, dit « l'Empereur Jaune », vers 2800 av. J.-C. [2]. Ces livres s'inscrivent dans la vision du rythme cosmique de la Vie. La *Sphère* d'Empedocle à la fois Physis et raison de l'Univers, devient ici, du moins dans la pensée de Lao Tseu, le *Tao*. Pour le décrire, on fait appel à des images contradictoires (« plein » et « vide », « grand » et « petit », à la fois). C'est le principe ineffable de toute chose. Mais pratiquement, on le connaît dans ses aspects, c'est-à-dire dans son existence rythmique : « Un (aspect) » *Yin*, un (aspect) *Yang*, c'est là le Tao », est-il dit dans le *Hi ts'en* [3]. Le Yin et le Yang sont des principes antagonistes (comme la Haine et l'Amour) mais complémentaires. On n'en veut pour preuve que la classification des régions, des climats, des éléments, etc., selon qu'ils sont de type « Yang » ou de type « Yin ».

---

1. M. Eliade : *Le Yoga,* Paris, éd. Payat, 1972, p. 209.
2. Voir le livre de J.-C. Bourret sur la médecine chinoise aux éd. France-Empire.
3. Voir M. Granet : *La pensée chinoise,* Paris, éd. Albin-Michel, 1968, p. 106.

Ainsi, dans le même opuscule chinois, on découvre que le Sud est sous l'emprise du Yin et de la Haine, tandis que le Nord est régi par le Yang et l'Amour. L'aphorisme cosmique (*yi Yin yi Yang*) veut dire : « D'abord l'ombre, puis l'ensoleillement, ici l'ombre, là l'ensoleillé. »

Le monde est donc une totalité *d'ordre cyclique* constituée par la conjugaison de deux manifestations alternantes et complémentaires. Par le Yin et le Yang, donc grâce au rythme, l'Univers — son Ordre, sa Loi — est saisi comme une réalité cosmique, spirituelle, historique, sociale, etc. Le Yin et le Yang « forment à la fois un *couple d'activités alternantes* et un *groupement biparti de formes alternées.* Ils président au classement de toutes choses [1] ». La dualité s'achève dans la détermination sexuelle : le Yin est de nature féminine, le Yang de nature masculine. Le couple est donc destiné à procéder au « mariage » cosmique de la vie.

C'est à ce moment que le rythme cosmique renvoie aux rythmes biologiques de l'homme.

2. *Les rythmes biologiques.*

Les lois qui président à l'existence humaine sont d'ordre cosmique. Certes, ainsi que l'on a pu le constater dans la pensée chinoise, les rythmes de la Vie de l'Univers sont non seulement « physiques », mais aussi historiques, sociaux, moraux, bref des rythmes « spirituels ». Une seule et même « Etiquette » — c'est-à-dire sens de l'ordre, de la hiérarchie et des comportements — régit les êtres, les choses, les institutions, les mœurs. A cette philosophie intégrale cor-

1. M. Granet, *op. cit.*, p. 117-118.

respond ailleurs la dépendance des rythmes de vie spécifiquement humains à ceux du Cosmos. Car la même « vibration » vitale se manifeste dans le macrocosme et le microcosme. C'est précisément ce mouvement, qui n'est pas l'évolution mais le *devenir*, qui détermine la vie de l'individu. Le rythme purement « vital » s'épanouit alors en rythme biologique — il y a des hommes, il y a des femmes —, en rythme social — il y a des riches, il y a des pauvres —, en rythme historique — il y a des progrès, il y a la décadence —, en rythme moral — il y a des bons, il y a des méchants. La vie cosmique semble s'organiser en couches culturelles grâce à l'homme. Mais y aurait-il une culture, un sens de la vie, si le macrocosme n'était pas, lui-même, *sens* parce qu'il est vie et rythme ? Que, par la culture, la vie humaine tende à améliorer son existence, cela ne contredit en rien le fait que *tout est rythme*, parce que la vie ne saurait autrement se manifester. Le bonheur, but suprême de toute existence individuelle, est lui-même le reflet de cette grande harmonie qui régit l'Univers. Peut-être que la sagesse, telle que l'ont comprise les médecines sacrées des temps jadis, réside, précisément, dans la recherche, moins de la santé individuelle que de l'ordre cosmique, cette santé dont fait preuve le Cosmos.

La loi du devenir cosmique a révélé que le mouvement de la vie totale est de l'unité à la multiplicité et inversement. Vu sous l'angle du temps — mais le devenir en lui-même est éternel, comme la vie —, le mouvement d'un état à l'autre revêt l'aspect de la vie et de la mort. La philosophie antique de facture stoïcienne a déduit que le devenir est la loi biologique de tout l'Univers, et, partant de l'homme en vertu de laquelle : « chacun naît pour mourir, et meurt pour renaître ». Ainsi, création et résurrection se succèdent au sein du devenir cyclique de la vie. Dans un certain sens, le Christ devait ressusciter dès lors qu'il a été mis à mort, car — ne l'avait-il pas proclamé en premier lieu ? — il était la *vie* (la voie, la vérité).

Ainsi, le rythme biologique qui manifeste à l'homme la loi cosmique de la vie, est l'alternance inévitable de la vie et de la mort (individuelle). Mais comme d'autre part il sait que « tout est vie », il est amené à considérer la mort comme un accident qu'il faut éviter, d'abord au niveau de la maladie, ensuite à celui de la maladie *mortelle*. Assuré par la victoire des forces vitales contre les forces morbides qui traversent le Cosmos, l'homme va chercher les éléments lui permettant, à son tour, d'utiliser de telles forces contre la menace de la mort. La recherche de l'immortalité serait un rêve vain, voire désespérant, si l'on n'était certain de la suprématie de la vie (cosmique) vis-à-vis de la mort (individuelle). Seulement, la recherche de l'immortalité n'est pas uniforme. Depuis toujours, comme le proclame l'alchimiste, l'immortalité est une donnée à trouver aussi bien au niveau le plus immédiat de la vie biologique qu'au niveau le plus haut de la vie spirituelle. La recherche de *l'élixir* dans les laboratoires des anciens est à la fois une « chimie » et une ascèse spirituelle, c'est-à-dire une alchimie. A l'instar de la recherche scientifique moderne, on peut dire que l'alchimie, quand elle travaille pour l'immortalité, est une *recherche fondamentale* en vue d'une application technique. Car c'est la vie individuelle qui doit se transformer en « or », c'est-à-dire en vie immortelle.

L'ancienne médecine est donc l'expression du rythme vital de l'individu suspendu entre la vie et la mort. La recherche de l'immortalité revêt deux formes :

a) la victoire sur la mort,

b) la préservation de la jeunesse.

Le premier aspect concerne l'intégration de la vie individuelle dans le Cosmos. La recherche de l'immortalité correspond à celle, combien convoitée, de *l'Arbre de vie* qu'un ange garde jalousement dans un paradis en état de chute. En revanche, la préservation de la jeunesse intéresse l'individu en tant qu'être voué au vieillissement et à la mort. De sorte que, dans l'optique médicale, si la victoire sur la mort est un but qui exige le dépassement de la condition humaine — la chair a toujours été faible, et le péché contre la vie si prompt ! —, par contre la préservation de la jeunesse représente le thème majeur d'une médecine *préventive* qui éloigne le plus possible l'âge du vieillissement et l'heure de la mort. Les deux aspects de la recherche de l'immortalité, le premier « absolu » (victoire contre la mort), le second « relatif » (maintien de la jeunesse) sont le plus souvent imbriqués l'un à l'autre. Cependant seul le premier nous intéresse ici, car il concerne les secrets de la doctrine qui anime l'ancienne médecine. Au demeurant, l'immortalité définitive est un acte « philosophique » qui tient aussi bien du *produit* médicinal que de la *technique* spirituelle. Une fois de plus, on est renvoyé à la recherche de type alchimique qui est commune à toutes les civilisations anciennes.

Il ne faut pas s'en étonner : la nature est le récipient alchimique de la vie cosmique. C'est en elle que la pharmacologie universelle puise les éléments destinés à composer la *panacée* de toutes les maladies.

C'est encore la nature qui cache en son sein, sous une forme qui peut être minérale, végétale ou animale, le symbolique *Arbre de Vie* (éternelle) que Dieu a planté non loin de l'Arbre de Science.

Le rythme de la vie et de la mort devient ainsi le devenir de l'homme en vue de son immortalité. C'est le mythe qui dévoile les aspects de cette recherche impossible (mais pas absurde). On sait que Asclepios (Esculape) ne s'est pas limité à la pratique de l'art médical (thérapeutique médicale et chirurgicale). En effet, Athéna, déesse de l'intelligence et de la raison (divine), lui avait donné deux fioles contenant du sang de la Gorgone Méduse. Dans la première fiole, le sang tiré de la veine gauche (côté cœur) avait la vertu de rendre la vie aux mortels; dans la seconde, le sang tiré de la veine droite (côté foie) pouvait tuer instantanément. Asclepios choisit la vie. Il ressuscite ainsi des hommes célèbres comme Lycurgue ou Tyndare. Hadès (l'enfer) s'est plaint auprès de Zeus qu'on lui vole des sujets. Le maître de l'Olympe, lui-même soumis à la loi du destin, dut frapper de mort le dieu dont la médecine avait dominé la mort. L'image d'Asclepios, tenant un serpent guérisseur dans sa main, fut placée par Zeus parmi les étoiles [1]. Quant à la déesse Athéna, patronne du culte médical en Grèce, elle se servait du *gui* comme panacée universelle. Pour les Druides, le liquide visqueux du gui passait pour être le sperme du chêne, d'où sa puissante vertu de régénération [2].

Le gui n'est qu'une variante de l'Arbre de Vie. Sous une forme locale, fruit ou herbe miraculeuse, l'Arbre de Vie représente chez tous les peuples anciens ou primitifs le moyen pour parvenir à l'immortalité ou, du moins, à l'éternelle jeunesse. Ainsi, dans la mythologie nordique, « le dieu Odin s'offre au Frêne Yggdrasil en se pendant à ses branches. Ainsi pendant neuf jours sa vie divine se mêle à la vie de l'arbre. Ce faisant, Odin se consacre lui-même; il s'approprie la force vitale divine ainsi conférée à l'arbre, pour accroître la puissance de son existence, de ses paroles, de ses actes » [3]. Cependant l'Arbre de Vie est lui-même abreuvé par l'*eau de la vie* qui coule sous ses racines. C'est « l'eau vive » qui rajeunit et donne la vie éternelle. « Symbole cosmologique,

1. Robert Grave : *Les mythes grecs,* Paris, éd. Fayard, 1967, p. 145-146.
2. *Id. ibid.,* 146. La coupe du gui, organe sexuel du chêne, symbolisait l'émasculation. Mais, comme la force vitale est liée aux organes sexuels, il s'ensuit que l'absorption du liquide redonnait la jeunesse, sinon l'immortalité.
3. H. Bottcher : *Vivre 140 ans,* Paris, éd. Plon, 1965, p. 21.

réceptacle de tous les germes, l'eau devient la substance magique et médicinale par excellence; elle guérit, elle rajeunit, assure la vie éternelle [1]. » En France, le nombre de fontaines et de rivières guérissantes est considérable. Il y a aussi des fontaines qui ont une influence bienfaisante sur l'amour. Hors de ces sources, d'autres eaux possèdent une valeur en médecine populaire. Dans l'Inde, les maladies sont projetées dans les eaux. Les Finno-Ougriens expliquent un certain nombre de maladies par la profanation ou l'impureté des eaux courantes [2].

Les techniques de l'immortalité ont été le souci majeur des cultures indienne et chinoise, comme du reste de toute alchimie ancienne et médiévale. Déjà les Egyptiens connaissaient la technique dite « de passage par la peau » qui permettait de rajeunir ou même de ressusciter. Réservé aux pharaons ou aux grands prêtres, le « passage par la peau » consistait dans le passage réel d'un être par la peau d'un animal fraîchement égorgé [3]. Les pratiques yoga tantriques, dans l'Inde, ont comme but la transmutation de la chair qui se trouve au cœur de la matière remplie des forces vivantes. D'où le processus physico-clinique que l'alchimie indienne impose à la nature, ce réservoir des forces sacrées. Ainsi on obtient l'élixir de l'immortalité à partir des minéraux, des métaux, des pierres précieuses, etc.

L'alchimie chinoise représente le parfait exemple d'une technique poursuivant à la fois le prolongement de la vie, la béatitude et la spontanéité spirituelle. Elle fait appel à une drogue : le cinabre. Dans le « Livre des Immortels » (*Xianjing*) du IIIᵉ siècle, il est écrit que « celui qui avale le cinabre et garde l'Un ne finira qu'avec le ciel ». Le cina-

1. Mircea Eliade : *Traité d'histoire des religions,* Paris, éd. Payot, 1964, p. 169.
2. *Id., ibid.*
3. Claudine Brelet-Rueff : *Médecines traditionnelles sacrées,* Paris, éd. Celt, 1975, p. 37.

bre a, semble-t-il, la vertu de supprimer la cause de la décrépitude et de la mort du corps matériel, et de créer, ainsi, le « corps subtil immortel ». Dans le rythme de la vie et de la mort, le cinabre intervient comme la force vitale du Cosmos. C'est pourquoi la médecine chinoise divise le corps humain en trois régions ou « champs du cinabre », à savoir : le cerveau (« Palais du Nirvana), le cœur (« Palais Ecarlate »), le bas du nombril (« champ du cinabre inférieur) [1]. Les procédés alchimiques consistent dans la préparation et l'absorption du cinabre *dan* (c'est-à-dire du sulfure de mercure). Il existe une alchimie du cinabre femelle (*yindan*) et une alchimie du cinabre mâle (*yangdan*). C'est le second qui permet l'immortalité.

Le *Baopuzi*, l'un des alchimistes du IVe siècle, décrit le travail de préparation du cinabre afin que, de rouge, il devienne un corps blanc. Il faut neuf opérations pour obtenir la transmutation définitive. C'est ainsi que l'on devient immortel en trois jours si le cinabre a subi les neuf transmutations. Autrement dit, il faut trois ans pour une seule transmutation, deux ans pour deux transmutations, un an pour trois transmutations, etc.

Pourquoi le cinabre est-il en mesure de procurer l'immortalité ? La réponse est presque « scientifique ». Selon les pères du Taoïsme, la mort est provoquée par les vers qui rongent la vitalité. Or ces vers sont produits par la consommation des céréales. Certes, les vers de la mortalité n'appartiennent pas aux neuf espèces de vermine (vers intestinaux) que comptent les médecins chinois. Ce sont plutôt des « démons » qui s'emparent du corps humain et provoquent la maladie, la mort. On y décèle trois espèces, chacune s'attaquant à l'une des trois chambres (ou régions), dites « de cinabre ». Cependant, les trois vers (appelés les « trois

1. H. Maspéro : *Le Taoïsme et les religions chinoises*, Paris, éd. Gallimard, 1971, p. 363.

cadavres »), malgré leur caractère « spirituel », sont le produit des cinq céréales qui forment la base de l'alimentation chinoise : riz, millet, blé, avoine et haricots. Il apparaît donc que « les cinq céréales sont l'aliment le plus nuisible, celui qui empêche d'obtenir l'immortalité. « Les cinq céréales sont les ciseaux qui coupent la vie, elles pourrissent les cinq viscères, elles font que la vie est courte. Si un grain entre dans ta bouche, n'espère pas la vie éternelle ! Si tu désire ne pas mourir, que ton intestin en soit libre [1] ! »

La médecine chinoise connaît de nombreuses recettes pour détruire les trois vers. L'une d'entre elle utilise cinq onces d'aconit, sept dixièmes de boisseau sheng de grains de chanvre, six onces de rehmannia glutinosa, une racine de xanthxylum de sept pouces de long, sept onces de smilax, quatre onces de cannelle, cinq onces d'inflorescence d'agarie en forme de nuage : en tout sept drogues (différentes) [2]. Dans une autre recette on trouve du jus de rehmannia glutinosa (trois boisseaux), du vrai cinabre (trois onces), des grains de courge, de la rhubarbe en poudre (deux onces). On en fait des pilules grosses comme une graine d'éléacocca. On doit en prendre avant le déjeuner. Trois fois par jour le sang impur descend du nez, pendant un mois. La guérison sera obtenue au bout de cinquante jours. Le plus remarquable dans la pensée médicale chinoise, c'est la conviction que le corps immortel se fabrique mystérieusement à l'intérieur du corps mortel dont il remplace peu à peu les éléments périssables par des éléments impérissables. Ainsi, les os deviennent d'or et la chair de jade [3].

La vie est mouvement, celui-ci est rythme. L'existence humaine, dans ses manifestations biologiques, sociales, insti-

1. H. Maspéro, *op. cit.,* p. 367.
2. *Id., ibid.,* p. 370.
3. La technique médicale moderne entend fabriquer des organes « immortels » à partir de matériaux plastiques, métalliques, etc. Mais l'homme « bio-ionique » sera-t-il vraiment immortel ?

tutionnelles, et même morales, obéit aux rythmes profonds de la vie. En tant que microcosme, l'homme ressent d'abord le rythme du devenir universel. C'est lui qui provoque la quête de l'immortalité. Cependant si le « corps impérissable » reste du domaine spirituel — d'où l'immortalité de l'âme ou les réincarnations successives (à moins que l'on croie à la résurrection ou au « corps astral ») —, par contre le corps biologique reste soumis à la vie rythmique du macrocosme. Les alternances des saisons, des jours et des nuits, avec leurs « heurs » et « malheurs » influent sur la santé de l'individu. L'ancienne médecine en tient compte dans ses diagnostics, pronostics et thérapeutiques. A l'instar de l'anatomie fondée sur l'astro-biologie (à chaque organe correspond une planète tutélaire), la physiologie reflète les rythmes cosmiques. Le corps humain inspire et expire le souffle universel, digère et évacue les nourritures terrestres, agit ou se repose dans le grand mouvement de la vie. Le sang qui circule dans les veines est tantôt « vif », tantôt « mort » selon la force vitale qu'il véhicule. Le microcosme humain reflète le mouvement rythmique de la nature, tels que le flux et le reflux de la mer, le lever et le coucher du soleil, l'été et l'hiver. Le mouvement rythmique assure l'échange indispensable, le métabolisme qui fait vivre. Ainsi, « foie, canaux biliaires, estomac et intestins, et même les artères, ont une activité péristaltique intense et sont traversés de courants. Un repos, une stase quelconque mettent immédiatement la vie en péril » [1]. Selon la médecine des anthroposophes, le rythme biologique se manifeste à travers trois systèmes :

— système neuro-sensoriel, ou immobilité, forme,

1. Claudine Brelet-Rueff : *Médecines traditionnelles sacrées*, p. 108.

froid, dégradation, dégénérescence, vigilance, perception, pensée. Pas d'assimilation de substances pondérales;

— système métabolique-musculaire, ou mouvement, chaleur, élaboration et régénération, conscience estompée, sommeil, absorption et utilisation intense des substances.

Entre les deux, le système rythmique, situé principalement dans la région thoracique, englobant les appareils circulatoire et respiratoire, équilibre la tension qui existe entre les deux pôles ou systèmes opposés. Tout ce qui est sentiment en nous s'appuie sur notre activité rythmique. La sagesse populaire traduit très bien par des expressions telles que « avoir le cœur gros », « la gorge serrée », des modifications importantes du rythme respiratoire ou cardiaque dues à des émotions. Chez l'homme sain, les activités de ces trois parties sont harmonieuses. Il trouve dans le sentiment l'expression du bon équilibre entre veille et sommeil, et ses activités s'accomplissent dans un rythme donné [1]. Par contre, la maladie provient du dérèglement des rythmes. La fatigue, les douleurs diverses, les spasmes sont le résultat d'une trop grande vigilance à la vie quotidienne au détriment de la vie végétative. Le *Hatha yoga* indien remarque que « tout acte physique qui ne se conforme pas à notre rythme personnel d'activité exige un effort beaucoup plus considérable que celui qui s'y conforme et entraîne par suite une fatigue exagérée » [2]. Il en est de même de l'activité intellectuelle : les troubles profonds de l'organisme, de la maladie organique à la dislocation psychique. Du reste, l'origine de la sagesse populaire remonte à la découverte des rythmes de la nature et du corps qu'elle a institutionnés comme coutume ou *habitus*. Il y a un « engrenage » entre le biologique et le social, comme il y a une interpénétration entre le cosmique et le biologique. La civilisation est faite des rythmes qui

1. *Id., ibid.*, p. 110.
2. C. Kerneiz : *Le Hatha yoga,* Paris, 1939, p. 48.

traversent l'Univers, du cosmique astral à l'historique humain en passant par le biologique, le psychique, le sociologique. « Ainsi toute la vie de l'homme, dans le milieu naturel, en particulier toute l'existence professionnelle, est comme intérieurement tissée de rythmes, lentement formés et fixés, circulant de génération en génération dans la société à laquelle ils sont intimement unis [1]. » Certes la doctrine de la vie rythmique est davantage liée à la civilisation rurale qu'à la vie urbaine. En effet, la première suit les rythmes des saisons, des jours, des heures. On travaille, on se loge, on se nourrit ou on s'habille selon la cosmologie du lieu d'existence. Par contre, à la ville, le décor de béton et d'asphalte défie les rythmes cosmiques. Qu'il pleuve ou qu'il neige, qu'il fasse froid ou chaud, jour ou nuit, l'homme de la ville entend vivre selon les impératifs de sa nature artificielle qui est la civilisation urbaine. La médecine moderne, dont l'œuvre de diagnostic et de thérapeutique ignore volontairement la doctrine cosmique de la vie et néglige le réservoir alchimique de la pharmacologie naturelle, est bien le produit de la civilisation urbaine. Elle ne prend en considération les rythmes que très rarement, d'une façon tout à fait secondaire. Encore si la nouvelle « nature », artificiellement créée dans les laboratoires de recherche et d'application technique, parvenait à donner à la vie humaine un rythme régulier sans lequel la vie n'est que désordre et mort ! Les « stress » qui reflètent la morbidité de notre civilisation, permettent de se demander si la médecine moderne ne sert pas plutôt d'alibi, mais aussi de bouc émissaire, à une culture qui a oublié que l'homme est le microcosme d'une vie tissée de rythmes. Mais y a-t-il encore une *culture*, c'est-à-dire une vision spirituelle, d'ensemble, du monde ?

L'ancienne médecine était autrement « scientifique ».

---

1. Georges Friedmann : *Où va le travail humain ?* Paris, Gallimard, 1963, p. 51.

A ce sujet, les *Aphorismes* médicaux d'Hippocrate sont exemplaires. « Les maladies, proclame le père de la médecine, sont en grande partie provoquées par le changement de saison. Dans une même saison, elles sont surtout dues aux grandes alternances de froid et de chaleur. » Le médecin grec sait aussi que « si l'automne est sec et dominé par les vents du Nord, il est favorable à ceux qui ont un tempérament humide ainsi qu'aux femmes. Les autres souffriront d'ophtalmies sèches, de fièvre aiguës, de coryza, et parfois de crises mélancoliques ». Aux rapports rythmiques des saisons et à leur influence sur l'état pathologique de l'individu correspond chez les Indiens de la civilisation précolombienne l'impact exercé par chaque jour de l'année sur le corps humain. Dans un document *nahuatl* (c'est-à-dire d'avant l'invasion aztèque au Mexique), une planche montre la correspondance entre les jours de l'année et certaines parties du corps. Etant donné qu'un jour est riche en rythmes cosmiques (saisons, climats, esprits, etc.), le *ticotl* saura deviner les causes de la maladie et indiquer la thérapeutique appropriée. Chez les Chinois taoïstes, ce sont les heures qui ont une très grande influence sur les « méridiens » qui couvrent l'organisme entier. Il s'agit en l'occurrence du potentiel énergétique de l'individu qui varie en fonction du rythme horaire. Quant aux alchimistes du Moyen Age européen, ils prétendent que, « le planétarisme du macrocosme produisant pour la terre l'alternance du jour et de la nuit, il doit exister un *jour de l'homme* et une *nuit de l'homme* » [1]. De sorte que la partie supérieure du corps (selon Robert Fludd) correspond au jour et la partie inférieure à la nuit. Le médecin établit son pronostic en fonction de l'alternance « jour-nuit » qui appartient à l'individu. Corneille Agrippa, le plus célèbre des astrologues de la Renaissance, découvre les « *périodes climatériques* » du corps humain. Il s'agit des

1. Grillot de Givry : *Le Musée des Sorciers,* p. 263.

paliers d'existence (en grec *Klimax* signifie « escalier ») qui représentent les rythmes de l'âge, de sept en sept ans (car le nombre sept est chargé d'une valeur mystique). Ainsi à sept ans, l'enfant parvient à l'âge de raison et de la seconde dentition, à quatorze ans à la puberté, à vingt et un ans il atteint l'âge adulte. C'est à quarante-neuf ans (soit sept fois sept) que l'individu atteint le « grand âge climatérique » ; à partir de là, il redescend l'escalier de la vie.

Edifiée sur la doctrine du macrocosme et du microcosme de la vie et des rythmes, l'ancienne médecine trouve le terrain solide des correspondances, des influences réciproques, des analogies. A ce prix, elle peut se développer, efficacement, comme prévention, comme diagnostic, comme thérapeutique. Car sa « science » est avant tout *sagesse :* tout est vie.

III

LE SOUFFLE DE LA VIE

La prévention, condition première pour éviter les maladies, demande à connaître et à encourager les deux aspects de la vie rythmique, à savoir : l'énergie et la respiration du souffle vital. En effet, la vie se manifeste comme un tissu de forces qui entraînent et soutiennent toute chose dans la grande « respiration » qu'est le Cosmos. Platon n'avait-il pas décrit le monde comme un « animal » qui vit, dont l'existence est « respiration » ?

Ainsi, les secrets de l'ancienne médecine dans le domaine de la prévention renvoient à l'étude du *souffle* universel de vie. Selon la doctrine hermétique, au commencement il y eut Dieu et Hylé (c'est-à-dire la matière). Le souffle était avec la matière, ou plutôt, il était dans la matière, mais non pas de la même façon qu'il était en Dieu ou qu'étaient en Dieu les principes d'où le monde a tiré son origine. Le souffle est la « force » qui entretient la vie dans tous les êtres du monde. Ainsi, il est énergie, chaleur, sang nourricier du corps cosmique. Sans lui la matière ne serait plus rien, même pas « matière » (physique). Quant à la « mécanique » du souffle vital, elle se manifeste dans le processus de la respiration. C'est ainsi que l'homme, microcosme reproduisant « en petit » les lois de la vie cosmique, est avant tout souffle vital : énergie et respiration.

1. *L'énergie vitale.*

La doctrine sur laquelle s'appuie l'ancienne médecine a mis en relief l'importance de l'astro-biologie. Or ce qui fait que les organes de la vie individuelle sont en étroite liaison avec les astres, c'est précisément l'ensemble des *énergies astrales* qui s'étendent à tous les êtres concrets sur cette terre. Mais qui dit énergie dit « force vitale », c'est-à-dire rapports de sympathie ou d'antipathie, d'amitié ou de discorde entre l'homme (ou certaines de ses parties organiques) et le macrocosme. Il suffit donc que l'énergie vitale soit défaillante, voire même absente, pour que l'individu tombe malade. Le rôle du médecin, instruit par l'astro-biologie, est de soigner le corps malade *par manque d'énergie vitale* en appliquant le remède non moins « énergétique » correspondant à l'organe défaillant. C'est l'alchimie qui dans l'ancienne médecine a le plus étudié la vie comme énergie cosmique. Paracelse, à la fois médecin et alchimiste, définissait la nature de l'homme selon les forces dominantes en lui, à savoir : l'*ens virtutis* et l'*ens seminis*. La première, c'est l' « entité de puissance », c'est-à-dire la force qui rend possibles les manifestations de la vie individuelle. La seconde, c'est l' « entité de la semence », force que l'on possède par atavisme. La dualité énergétique de l'alchimiste suisse rappelle la double nature décrite par le Tao chinois : souffle et sang, force vitale et respiration. En effet, l' « homme tient de la terre son sang, ses humeurs fécondes et nourricières, telles les sèves; il tient du ciel son souffle chaud et subtil [1] ». Les deux constituent le rythme de la vie, rythme du pouls et de la respiration. Le souffle, qui vient du ciel, varie surtout par la puissance; le sang, que nourrit la terre, varie surtout par sa composition. Ce que Paracelse appelait « énergie ancestrale ». Elle est le produit de l'énergie-yin qui provient de la mère et de l'énergie-yang héritée du père. Mais la mère est la terre et le père le ciel. Précisément, l'art de la prévention consiste dans la préservation des énergies céleste et terrestre en état de bon fonctionnement et d'harmonie. Cela s'appelle « le secret de *longue vie* » (qu'il ne faut pas confondre avec la recherche de la vie immortelle). Vivre longtemps, en bonne santé, signifie aussi pour le taoïste faire œuvre de *sainteté*. Il s'ensuit que la prévention des maladies n'est pas, comme chez nous les modernes, une suite d'interdictions (ne pas trop manger, ne pas trop boire, ne pas fumer, etc.) mais une action positive, vertueuse. En effet, « la sainteté s'acquiert en soumettant à une gymnastique et à un entraînement rythmé ce que nous appelons les fonctions nutritives, sexuelles, respiratoires » [2]. C'est ainsi que la médecine préventive du taoïsme, dans le but de garder intacte la force vitale de l'individu, est amenée à conseiller une sorte de *quiétisme naturaliste :* « Retiens embrassée ta puissance vitale (*pao chen*), demeure dans la quiétude : ton corps (ne perdra pas) sa correction (native) ! Conserve la quiétude (*tsing*), conserve ton essence (*ts'ing*) : tu jouiras de la *longue vie*. Que tes yeux n'aient rien à voir ! tes oreilles rien à entendre ! ton cœur rien à savoir ! Ta puissance vitale conservera ton corps, ton corps jouira de la *longue vie* [3]. » Nous sommes loin de l'agitation occidentale vouée aux *stress* de son « in-quiétude » !

1. Marcel Granet, *op. cit.,* p. 331.
2. Marcel Granet, *op. cit.,* p. 334.
3. *Id., ibid.,* p. 423.

En attendant de parvenir à la sainteté (la « longue vie ») par le « non-agir », la médecine chinoise insiste sur la nécessité de « nourrir le principe vital ». L'action, à caractère préventif, représente un ensemble d'éléments vitaux constitutifs de la personne, à savoir : le procédé de nourrir le souffle, de nourrir les esprits, de nourrir le corps. La prévention a comme but d'obtenir des effets physiologiques déterminés. Auparavant, il faut reconnaître les trois régions anatomiques du corps humain où se trouvent, entre autres, les cinq viscères (poumons, cœur, rate, foie, reins) et les six réceptacles *liufu* (estomac, vésicule biliaire, vessie, intestin grêle, gros intestin et « trois cuiseurs » sanjiao, c'est-à-dire œsophage, canal intérieur de l'estomac, et urètre qui font à eux trois un seul réceptacle). La nutrition du principal vital comme action préventive concerne donc les rythmes biologiques de la fonction interne : respiration, digestion, circulation.

La force vitale est donc énergie. Cependant, celle-ci n'est pas uniforme : elle a des degrés de matérialisation selon qu'elle est affectée par le principe yang ou le principe yin de l'Univers. Ainsi, pour le médecin taoïste, la « dématérialisation » de l'énergie concerne le mouvement yang, tandis que le mouvement yin définit l'alourdissement de l'énergie en matière toujours plus solide. Bien avant la science occidentale, la pensée chinoise avait saisi les degrés énergétiques de la matière, ses états « vitalistes » selon le yin et le yang. Précisément, le rapport des deux principes définit l'énergie qu'elle soit santé cosmique ou individuelle. Dans la mesure où la pratique médicale parvient à maintenir le rapport d'harmonie vitale, elle fait œuvre de prévention. Cependant, la théorie de l'énergie vitale s'impose non seulement aux pratiques préventives mais aussi à la thérapeutique. On sait que « les points d'acupuncture, situés pour la plupart dans des creux, sont des *fenêtres* ouvertes sur l'énergie. Y manipuler une aiguille (car il ne suffit pas de la « planter » !), y poser des *Kao*, c'est permettre à l'énergie en vide de renaître et fleurir, à l'énergie perverse de retourner dans le cycle auquel elle appartient, et à l'énergie en plénitude de se répartir » [1]. Pratiquement, « la manifestation de l'énergie au niveau des points d'acupuncture peut s'effectuer par le message, la chaleur, la saignée et l'aiguille ». Quoi qu'il en soit, au stade de la prévention, l'harmonie de la personnalité humaine est fonction de l'équilibre entre toutes les formes de l'énergie et les organes où elle réside. L'homme est une « centrale énergétique » [2] destinée à régénérer les énergies par le métabolisme de l'*énergie essentielle* destinée à entretenir le souffle de la vie. D'origine alimentaire, l'énergie essentielle revêt deux aspects : énergie *Yong* et énergie *Oé*. La première est fabriquée par la partie moyenne de l'estomac appelée « le réchauffeur moyen » de l'estomac. Son rôle est nourricier. La seconde, dite énergie Oé, est fabriquée par la partie inférieure de l'estomac. Son rôle est de défendre l'organisme contre les agressions. L'énergie devient « pure » quand elle cesse de circuler de l'estomac aux poumons. Alors elle est énergie mentale, c'est-à-dire conscience. Paradoxalement, le siège de l'énergie pure n'est pas le cerveau, mais le cœur. Cependant le cœur a, ici, un sens symbolique : il est le miroir du macrocosme. Dès lors, il est tout à fait normal que le sang reflète le principe vital du Cosmos dans la mesure où il est yin et yang (énergie et matière). « Imaginons maintenant qu'en un endroit du corps, la tête, par exemple, l'énergie devienne plus yang que la normale : il y aura donc tendance à la « dématérialisation » et l'on dira que l'énergie est en plénitude. De plus, le sang tendra à occuper un volume de plus en plus grand. Cliniquement, on obtiendra une gamme pathologique allant de l'épistaxis (ou saignement) à la congestion cérébrale, tout

1. Claudine Brelet-Rueff, *op. cit.*, p. 201.
2. *Id.*, *ibid.*, p. 192.

dépendant de l'intensité et de la situation du trouble primordial ainsi que des capacités de défense de l'organisme. Mais si, en une région donnée, l'« énergie » est trop yin, une tendance trop grande à la matérialisation s'installera, et l'on dira également que l'énergie est en vide, c'est-à-dire en déficience. Dans les vaisseaux sanguins de cette région, on trouvera donc, cliniquement, une tendance à la thrombose [1]. »

Déjà la médecine égyptienne avait découvert que le cœur est « un dieu dont la chapelle est l'estomac ». Tout le secret de l'état du malade se trouve dans la connaissance de son cœur. Car, par l'intermédiaire des *metou* (vaisseaux), le cœur distribue l'énergie vitale et régularise le fonctionnement de l'organisme humain. Le papyrus Ebers consacre un chapitre au pouls et à la circulation qui permettent au médecin de connaître *l'état énergétique* de son client. En effet, « le cœur parle dans les vaisseaux de chaque membre » [2]. L'étude du pouls, de son rythme, comme langage de la force vitale, est le legs le plus précieux de l'ancienne médecine aux temps modernes. Dans l'antiquité gréco-romaine, la médecine hippocratique a beaucoup insisté sur l'anatomie et la physiologie du cœur et des vaisseaux sanguins (voir chapitre V). Ainsi, pour Nemesios (auteur du IVe siècle d'une *De natura hominis*), « le mouvement du pouls est aussi appelé *force vitale* ». Cette énergie de vie a son origine dans le ventricule gauche, appelé « pneumatique », dont le rôle est précisément « de répandre la chaleur naturelle et vitale dans toutes les parties du corps » [3].

La force vitale est donc chaleur. Le sage chinois décrit le souffle de l'Univers comme « chaleur et vie ». A ce propos, il est intéressant de rappeler que, selon l'astrophysique

1. Claudine Brelet-Rueff, *op. cit.*, p. 180-181.
2. Cf. P. Theil : *L'Esprit éternel de la médecine,* T. Ier, p. 12.
3. Cf. P. Theil, *op. cit.*, T. II, p. 46-47.

moderne, l'Univers se trouve au seuil de la mort thermique. En effet, durant les 15-16 milliards de mouvement « en expansion», l'Univers a brûlé ses milliards de degrés de chaleur consécutifs au big-bang originel (l'explosion de l'atome primitif), de sorte qu'il se trouve à quelque trois degrés du zéro absolu (— 273,5 degrés). Selon cette hypothèse, l'Univers risque la mort thermique faute de « souffle vital ».

On comprend le souci de l'ancienne médecine d'entretenir le « feu vital », c'est-à-dire la chaleur indispensable à la vie. La pleine respiration et la juste alimentation devront constituer les bases d'une bonne médecine préventive. Car la vie est combustion ininterrompue des matériaux nécessaires à entretenir la chaleur que répand le cœur. L'ermite titébain, qui passe l'hiver dans une caverne située à 4-5 000 mètres d'altitude, vêtu à peine d'une mince robe, doit trouver les moyens physiologiques pour stimuler la chaleur interne du corps. Il y parvient grâce au *toumo*, ce feu subtil qui réchauffe le fluide génératif et fait monter l'énergie latente jusqu'au sommet de la tête. Le *Traité des six doctrines* attribué à Narota, décrit une méthode simple pour produire le « toumo » : rétentions prolongées du souffle et l'objectivation, par l'esprit, d'un feu imaginaire. Pratiquement, le tibétain s'accroupit sur ses jambes croisées, les mains passant sous les cuisses et se joignant dans cette position:

« 1. Faire tourner son estomac trois fois de droite à gauche et trois fois de gauche à droite.

« 2. Baratter l'estomac aussi vigoureusement que l'on en est capable.

« 3. Secouer le corps à la manière des chevaux rétifs et faire un petit bond en gardant les jambes croisées.

« Ces trois exercices doivent être répétés trois fois et terminés par un grand bond, le *naldjorpa* sautant aussi haut qu'il le peut [1]. » On retient le souffle jusqu'à ce que le ventre ait pris la forme d'un pot. Ensuite, on passe à l'objectivation du *feu :* un soleil imaginé dans la paume de chaque main, un autre sous la plante de chaque pied, un dernier en dessous du nombril. Le feu s'allume en frottant, les uns contre les autres, ces innombrables soleils qui se communiquent ainsi la chaleur. L'ermite n'a plus froid, car il est pénétré de la chaleur vitale du Cosmos. La pratique titébaine s'apparente au *Hatha yoga* des Hindous.

En Europe, le procédé de l'autosuggestion destiné à faire circuler la chaleur de la force vitale fait penser au « magnétisme » de Mesmer (1734-1815) et à son fluide-panacée miracle. Déjà, avant lui, un certain Guillaume Maxwell avait publié, en 1679, à Francfort, un traité sur « la médecine magnétique » (*De medicina Magnetica*) dans lequel il exposait ainsi sa doctrine : « Des rayons corporels affluent de tout corps, dans lesquels l'âme opère par sa présence; par eux, l'énergie et la puissance d'opérer sont répandues. L'esprit vital qui descend du ciel, pur, inaltéré et intact, est le père de l'esprit vital qui existe en toutes choses. Si vous vous servez de l'esprit universel au moyen d'instruments imprégnés de cet esprit, vous appellerez ainsi à votre aide le grand secret des Mages. La médecine universelle n'est autre chose que l'esprit vital multiplié dans le sujet requis [2]. » A son tour, Mesmer prétend, dans son *Mémoire sur la découverte du magnétisme animal* (publié en 1779) qu'« il existe une influence mutuelle entre les corps célestes, la terre et les corps animés ». Le célèbre médecin viennois ne tarde pas à inventer un appareil, le *baquet*, qui fonctionne sur le principe des « forces magnétiques » dont est fait le monde de la vie. Le rôle du médecin est, précisé-

---

1. Alexandra David-Neel : *Mystiques et magiciens du Tibet*, Paris, éd. Plon, 1929, p. 238.
2. Cf. Grillot de Givre : *Le Musée des Sorciers, Mages et Alchimistes*, éd. Tchou, p. 360.

ment, de diriger le « fluide » sur la partie malade. Le magnétiseur se tient debout, auprès de ses malades assis sur le « baquet » (cuve fermée de forme ovale) et se tenant par la main, formant ainsi une chaîne. Grâce à des « passes » magnétiques, les malades entrent en transe (« en crise », disait-on). La guérison serait due au fait que la cuve est remplie d'eau et de limaille de fer, de verre plié et d'autres corps capables de retenir les « énergies cosmiques ». Plus proche de nous (début du XXe siècle), le guérisseur allemand Max Retschlag explique dans son opuscule (*De la matière originelle à l'élixir-force originel : le chemin de la véritable pierre*) paru en 1926, la panacée de la prévention : « Nos connaissances sur la constitution du corps, la structure des cellules et des plus petites entités vivantes rendent parfaitement plausible qu'on puisse trouver un certain remède, constitué d'une énergie latente et concentrée, qui agisse par là comme remède universel à toutes les maladies. Comme la force vitale est une force électromotrice, ce remède doit être constitué de corps capables de libérer une énergie électrique concentrée, après leur dissolution dans les humeurs du corps humain, de même qu'il existe dans les piles galvaniques certains sels dont la dissolution produit un courant plus ou moins constant entre les bornes. Des innombrables allusions faites par les anciens maîtres hermétiques, il ressort que ce sont également certains sels qui entrent comme matériaux de base dans la préparation de l'élixir de vie...

« Le sel, en tant que terme collectif qui englobe tout ce qui se cristallise, est, selon ces anciens maîtres, le premier être, car toute matière se laisse réduire à une forme saline. C'est la parole de Dieu devenue matière ; dans un sel particulier, un agent céleste, fils du divin feu solaire, s'unit à une terrestréité passive, pour donner une incarnation saline. Ce sel se compose d'une humidité mercurielle et d'une graisse sulfureuse, et les deux essences opposées l'une à l'autre forment, comme l'alcali et l'acide avec le sel, la trinité, origine de la vie. Le sel est toujours semblable à lui-même, son âme cristalline ne diffère que par le lieu et les circonstances de son origine [1]. »

La force vitale représente, non seulement le potentiel énergétique de l'individu, mais aussi son « capital-vie ». La médecine moderne parle de la longévité en termes d'espérance de vie. Celle-ci varie selon le degré de civilisation de la population, le sexe, la catégorie socio-professionnelle de l'individu, les « facteurs de risque » (hérédité, *stress*). L'homme moderne « espère » vivre, en moyenne, soixante-dix à soixante-quinze ans, progrès considérable par rapport à il y a à peine un demi-siècle (vingt ans de moins). Il est évident que l'espérance de vie est fonction du degré de santé, c'est-à-dire des moyens préventifs et thérapeutiques dont dispose l'individu. Par contre, l'ancienne médecine, qui est moins « science » que « sagesse », estime que l'homme dispose d'un *capital de vie*, c'est-à-dire d'une durée de vie à lui octroyée par le macrocosme. En effet, ce qui fait qu'une vie soit plus ou moins longue, c'est la *force vitale* dont elle dispose : c'est son « capital ». Selon le mythe de la *Genèse*, les premiers hommes ont vécu, avant le déluge, plusieurs siècles. (L'un d'entre eux, le célèbre Mathusalem, a approché le millénaire !) Cependant la force vitale de l'individu s'est affaiblie parce que les hommes sont devenus « pécheurs devant l'éternel » qui est *vie*. Moïse, par exemple, ne vécut plus que cent vingt ans, ce qui est déjà appréciable.

Pour déterminer la durée de vie impartie à chacun, les doctrines de médecine ancienne (gnostique, esotérique, alchimique) ont eu recours à la science magique des chif-

---

1. Cf. Claudine Brelet-Rueff : *Médecines traditionnelles sacrées*, p. 94-95.

fres. L'astrologie notamment offre le modèle du temps divisé en cycles (ou périodes), ainsi que le nombre-clé de toute durée (commencement — achèvement du cycle) qu'est le nombre 7. Ainsi on devient « enfant » (l'âge de la raison) à sept ans, adolescent à quatorze, adulte à vingt et un ans. La tradition veut qu'une « période de vie » au cours de laquelle se réalise une quantité (et qualité) de force vitale comprenne quatre cycles de sept ans, soit vingt-huit ans. Or *l'âge de l'homme* (sa « durée ») traverse trois périodes de vingt-huit ans, chacune représentant un état de force vitale : la jeunesse (de un à vingt-huit ans), la maturité (de vingt-neuf à cinquante-six ans), la vieillesse (de cinquante-sept à quatre-vingt-quatre ans). Le capital-vie est donc de quatre-vingt-quatre ans. Ce chiffre reflète une décision astrale. On sait, en effet, que pour l'astrologie il y a sept « planètes » (Soleil, Mercure, Vénus, Mars, Jupiter, Saturne, Uranus) qui tournent autour de la « terre », c'est-à-dire de l'*individu* (Adam = terre). Chaque planète influence une année entière de vie humaine, d'où les étapes de sept ans qui servent à la détermination des âges (biologiques) de l'individu. Mais comme le Zodiaque (c'est-à-dire la carte du ciel) comprend douze « maisons », la durée totale de vie devra être celle d'une « année zodiacale », c'est-à-dire quatre-vingt-quatre ans. En effet, le circuit céleste du capital de l'homme est de douze fois les sept ans (octroyés par les sept planètes). La vie prend fin quand le circuit zodiacal s'achève avec la dernière des sept planètes, à savoir Uranus (qui veut dire « ciel »). Or, étrange hasard !, Uranus tourne autour du Soleil en... quatre-vingt-quatre ans !

L'ancienne médecine a gardé intacte la doctrine esotérique de la force vitale évoluant de sept en sept ans. Hippocrate divise la vie humaine en sept périodes : le nouveau-né, la dentition, l'enfant, l'adolescent, le jeune homme, l'adulte, le vieillard [1]. Pour chacune des périodes, il énumère les maladies auxquelles est exposé l'individu. C'est ainsi que le père de la médecine divise « en tableau original et fort intéressant des rapports entre la pathologie et les âges de l'homme » [2]. Hippocrate accorde une attention particulière à la prévention des maladies en fonction de la tranche d'âge de l'individu. Qu'il s'agisse de l'alimentation, du repos ou de l'activité, le médecin hippocratique conseille à l'individu ce qui est conforme et compatible avec son « âge d'homme ». Il sait, par exemple, que « les organismes en cours de croissance ont une *chaleur intérieure élevée :* il faut leur fournir un régime abondant pour éviter qu'ils dépérissent » (*Aphorisme* n° 14). Or, « il ne faut pas confondre cette *chaleur intérieure* (innée) avec la notion moderne de température. Il s'agirait plutôt d'une sorte de feu intérieur qui entretient la vie » [3]. A l'instar de l'Univers en expansion, la vie humaine brûle de l'énergie thermique. « Les vieillards, écrit Hippocrate, ont peu de chaleur : une alimentation modérée suffit à leur entretien et un excès les tuerait. » Et de penser que « c'est la raison pour laquelle la fièvre est toujours moins violente chez les gens âgés, dont le corps renferme moins de chaleur ». Aujourd'hui, la diététique ne dit pas autre chose : le régime de santé est fonction du nombre de calories (énergie thermique) consommées par l'individu. S'il y a dépassement de la normale (qui varie selon l'âge, le mode de vie, l'activité, etc.), la vie (la santé) s'en ressent (sous la forme de surcharge en graisses, poids, etc.). C'est donc toujours l'état de « chaleur », c'est-à-dire de la force vitale qui est concerné par la médecine préventive.

On a également dit que « notre temps est le temps

1. Dans le « Banquet » (*Convivium*), Dante Aligheri procède de la même manière.
2. P. Theil : *Hippocrate; Aphorismes,* Paris, 1957, p. 38.
3. P. Theil : *Hippocrate; Aphorismes,* Paris, 1957, p. 10.

des vieux et des maladies des vieux »[1]. On pense ainsi en termes de santé, ce qui n'est pas faux, puisque le troisième (ou le quatrième) âge, comme les autres, a sa pathologie propre. Cependant le véritable problème est celui de la vie comme réserve énergétique. La force vitale est « souffle de vie ». La gérontologie moderne, encore timide, prouve que l'on veut renouer avec l'ancienne médecine qui considère la vieillesse comme une *période de vie* à part entière : elle aussi manifeste la teneur du souffle cosmique dans l'individu. C'est pourquoi la recherche des élixirs et autres eaux de jouvence concerne davantage l'immortalité que la vieillesse proprement dite. Sur le plan pratique, l'ancienne médecine se contente des « fortifiants » qui rendent à l'individu sa force vitale. On n'en veut pour preuve que le célèbre *soma* des Hindous, ce breuvage sacré tiré de la plante du même nom. Les croyants de l'Inde ancienne offraient le *soma* en libation aux dieux, car ce breuvage n'est autre que l'ambroisie, gage d'immortalité. On produisait le *soma* en triturant la plante à la main et on pressait les fibres obtenues à l'aide d'un mortier et d'un pilon. Pendant l'opération du « pressurage », la plante, à l'instar de la mandragore, ne cesse de crier (ou de mûgir, de chanter, etc.). Le jus d'une couleur brune est ensuite tamisé à l'aide de filtres faits de peaux de brebis; ensuite il est mêlé à de l'eau. Une fois aigrie ou fermentée par les agents externes, la mixture devient le *soma* des dieux. Dans un hymne du *Rig Veda* (un des livres saints des Hindous), l'officiant s'exclame : « J'ai goûté en connaisseur le suave élixir, le complaisant, le grand libérateur... Nous avons bu le *soma*, nous sommes devenus immortels, arrivés à la lumière, nous avons trouvé les dieux[2]. » L'hymne au breuvage d'immortalité

1. *Histoire culturelle de la maladie* (ouvrage collectif), Toulouse, éd. Privat, 1950, p. 431.
2. Edition Jean Varenne, Paris, Marabout-Université, 1967, T. I, p. 66.

souligne la vertu qu'a le *soma* « de sangler les membres comme les courroies du char », de « prolonger notre temps à vivre ». Panacée nouvelle, le *soma* chasse les maladies car il est avant tout force vitale. C'est pourquoi l'hymne védique ressemble plutôt à une prière à but préventif :

« Entre en nous tout entier, comme celui qui donne la vigueur,
Qui trouve la lumière, ô soma, qui veille sur les hommes !
En liaison avec tes aides, ô soma,
Préserve-nous par arrière et par l'avant. »

La pharmacologie moderne a découvert que le *soma* produit les mêmes effets que l'adrénaline sécrétée par le cortex des glandes surrénales. On sait que l'adrénaline excite le système sympathique, élève la tension artérielle, accélère les battements du cœur, détend les muscles intestinaux, mobilise les réserves de sucre. Autrement dit, l'adrénaline intervient comme facteur énergétique. L'effet du *soma* sur l'organisme est de la même nature : il déclenche la force vitale, en mettant l'organisme en alerte. C'est pourquoi, aussi, il ne faut pas confondre le soma hindou, « médicament » préventif, avec l'hydromel qu'affectionnaient les dieux grecs de l'Olympe, qui n'est qu'une simple boisson enivrante.

L'homme a l'âge de ses artères, dit-on aujourd'hui [1]. Il est vrai que les lésions artérielles jouent un rôle important dans la sénescence. Il se produit une altération des tissus appelée artério-sclérose qui, plutôt que d'être la conséquence du vieillissement, en est la cause. Déjà on l'observe chez les jeunes gens alors qu'elle peut être absente chez des personnes du troisième âge. Avec Roger Bacon, l'ancienne

1. On peut préciser : « L'homme a l'âge de ses tissus conjonctifs, de sa colonne vertébrale, de son sang » (cf. Helmuth Bottcher, *Vivre 140 ans*, p. 123).

médecine savait que « le point le plus élevé auquel on puisse atteindre, la science mettant en œuvre les puissances naturelles, c'est la prolongation de la vie humaine » [1]. L'important à savoir, c'est que « si la science n'est pas absolue, la nature est toujours là pour nous aider ». R. Bacon espérait, pour l'homme, de vivre « une centaine d'années ou plus au-delà du terme ordinaire de la vie », en retardant les accidents de la vieillesse, ou tout au moins en les atténuant. Cependant, en bon franciscain, R. Bacon n'oublie pas l'immortalité donnée à l'homme d'avant le péché. Alors il écrit cette chose inouïe — cette espérance encore insensée — à savoir que « la *science* des siècles futurs pourra découvrir le moyen pour retrouver l'*immortalité* perdue lors du péché originel ». En attendant, il indique toute une liste de remèdes contre la vieillesse parmi lesquels « l'établissement d'une conduite humaine de vie », autrement dit d'un *régime de santé.* Nous en parlerons au chapitre suivant, dès qu'on aura décrit le second aspect du souffle vital, la *respiration.*

2. *La respiration vitale.*

Le souffle cosmique est un ensemble d'énergies qui animent toutes les créatures de l'Univers. La découverte de la vie comme fondement de l'existence par les doctrines anciennes, a donné la clé de toutes les pratiques d'ordre religieux, magique et médical. Un hymne tiré de l'*Atharva Veda* illustre bien cette prise de conscience :

1. R. Bacon (1214-1294) est l'auteur, outre son célèbre *Opus majus,* d'un opuscule sur *le retardement de la vieillesse, la conservation de la santé et la préservation de la jeunesse* (qu'il a dédié au pape Grégoire X) d'où nous avons extrait les textes cités ci-dessus.

« Hommage au souffle ! Sous son contrôle est cet
Univers
Il est le maître de toutes choses.
Tout a en lui ses assises [1]. »

Chaque chose (être animé ou inanimé) entretient une sorte de « dialogue » avec le souffle cosmique. « Tu as allongé, disent les plantes (pénétrées par la pluie) notre durée de vie, tu nous as faites toutes parfumées. » Il y a donc un échange — parlé ou muet — avec le souffle :

« Hommage à toi, souffle, quand tu respires,
Hommage soit à toi quand tu inspires,
Hommage à toi quand tu t'approches !
Cet hommage est pour le tout de toi [2]. »

Ainsi le souffle est la respiration universelle de tout « ce qui respire et ne respire pas » : l'expiration et l'inspiration sont le riz et l'orge, le souffle s'appelle « animal de trait », etc. Quant à l'homme, lui aussi est naissance, inspiration, expiration du souffle universel.

Le microcosme doit ainsi refléter en lui le souffle, c'est-à-dire la respiration cosmique. D'où les techniques de respiration qui concernent davantage le souffle que l'inhalation (certes, indispensable) de l'air. C'est la raison pour laquelle chez les asiatiques l'art de bien respirer s'apparente à la méditation spirituelle. En effet, au mouvement mécanique (et inconscient) de la respiration pulmonaire, le sage oppose le « respirer conscient », ce dialogue et cette communion ininterrompus avec le souffle de vie. La méditation respiratoire porte sur les rythmes, les analogies et les sympathies entre le microcosme et le macrocosme. Moins métaphysique, mais tout aussi conscient de la portée spirituelle de la respiration,

1. *Le Veda, op. cit.*, p. 530 (trad. L. Renou).
2. *Id., Ibid.*

l'ancienne médecine européenne classe la respiration parmi les choses (fonctions) qui dépendent de l'*âme*. Déjà le mot « souffle » renvoie à l'idée d'une force vitale qui n'est pas matérielle. D'autres preuves permettent de rapprocher l'acte respiratoire de la vie psychique (voire spirituelle). Ainsi, constate Nemesios (IV-Ve s.) « les soupirs fréquents et profonds que nous poussons quand notre âme est émue par une vive douleur montrent également que l'âme intervient dans l'exercice de la respiration » [1].

Le sage chinois prend très au sérieux la nutrition du principe vital (le *yangking*), car celui-ci se rapporte aux différents « souffles » qui entrent dans le corps. Certains souffles sont nuisibles, il faut les éviter; d'autres constituent le « souffle vivant » proprement dit. L'inhalation du souffle vivant provoque la *respiration*. Il en existe deux sortes : la respiration embryonnaire et la respiration pulmonaire. La première est « interne », la seconde est « externe ». C'est la respiration embryonnaire qui concerne le souffle vivant. On l'appelle ainsi parce que les techniques de l'inhalation de la force vitale (est-ce l'air ? ou *autre chose* ?) tendent à reconstituer dans l'individu la respiration qu'il avait comme embryon, dans le sein de la mère. En effet, le fœtus ne respire pas avant la naissance : c'est le sang maternel qui lui apporte l'oxygène dont il a besoin. Le cri que le nouveau-né est obligé de lancer à la naissance procède de l'obligation physiologique de mettre en marche les poumons. Or, estime le traité chinois sur la respiration embryonnaire (*le Taxi Kongue*), « tant que le fœtus est dans le ventre de sa mère, sa bouche contient de la boue kouhan nitu, et la respiration chuanxi ne pénètre pas, c'est par le nombril qu'il absorbe le souffle et qu'est nourri son corps; c'est ainsi qu'il arrive à devenir complet. De là on sait que le nombril est la porte

1. P. Theil, *op. cit.*, T. II, p. 49.

du destin *mingmen.* Tous les fœtus, si à la naissance ils sont vivants, pendant un court instant ne reçoivent pas (l'air extérieur) ; mais on humecte d'eau tiède le cordon ombilical en se dirigeant vers le ventre, et au bout de trois ou cinq fois (qu'on a ainsi passé de l'eau chaude sur le cordon) ils ressuscitent *su.* De là (encore) on sait que le nombril est la porte du destin mingmen; vraiment on ne se trompe pas » [1].

La respiration embryonnaire signifie donc « se nourrir du souffle ». La pensée chinoise est riche en descriptions des techniques qui permettent d'inhaler non seulement l'air, mais aussi le souffle vital. Il s'agit en l'occurrence d'un procédé qui fait que l'air inspiré par le nez et rejeté par la bouche devienne « souffle vital » dès lors qu'il assume la même fonction que le sang maternel nourricier du fœtus. Selon la théorie des Tang (XIIe siècle), « le souffle interne de l'homme sort du champ de cinabre, sa respiration (est) profonde, ce qu'il nourrit est lointain, ce qu'il émet est épais; chez les hommes de peu, le souffle interne sort du foie et du diaphragme : ils respirent comme des singes, et soufflent comme des rats » [2]. Souffle originel, correspondant chez l'homme aux souffles primordiaux qui formèrent le ciel et la terre, le souffle de la respiration embryonnaire représente le grand principe vital. Pour cette raison, conseille le sage chinois, il doit être conservé soigneusement : « Empêchez-le de sortir, pour que le champ de cinabre situé au-dessous du nombril soit constamment plein [3]. » De petite taille, il mesure à peine six pouces (trois pouces intérieurs et trois pouces extérieurs). Surtout, il faut veiller à ce que le souffle interne ne se mélange pas avec le souffle de la respiration extérieure (ou pulmonaire) qui risque de le rejeter.

Voici la technique décrite par un auteur anonyme du

1. H. Maspéro : *Tao,* p. 498.
2. H. Maspéro, *Tao,* p. 503.
3. *Id., ibid.,* p. 498.

IXe siècle dans le *Livre de l'absorption du souffle (déposé) dans le coffret de jade du mont du Centre :* « Se coucher (la tête posée) correctement sur l'oreiller. Attendre d'avoir fait sortir la respiration entièrement, puis enfermer le souffle de la femelle mystérieuse *Bi xuanpin qi.* Que le tambour occupe entièrement les dents sans les laisser rester rapprochées; quand on veut avaler (le souffle), que les dents se rapprochent légèrement. Alors il faut « recevoir la respiration » *shoxi* en un souffle très léger, contracter le ventre, et faire descendre en avalant *yanxia;* prendre pour mesure les avalements qui réussissent et pour terme le rassasiement par avalement, sans limite de temps [1]. » La collection des livres anciens et modernes de l'absorption du souffle rassemblés par le « maître de Yanling », apporte des précisions supplémentaires : « Chaque fois qu'après avoir absorbé le souffle on a du loisir de reste, prendre une chambre où personne n'habite, défaire ses cheveux, desserrer ses vêtements et se coucher, le corps dans la position correcte, étendre les pieds et les mains, ne pas fermer (les mains), avoir une natte propre, dont les côtés pendent à terre; que les cheveux soient peignés et pendent épars sur la natte. Alors harmoniser les souffles tiaoqi; quand les souffles ont trouvé (chacun) leur place (= le viscère qui correspond à chacun d'eux), avaler (le souffle). Alors enfermer le souffle jusqu'à ce que ce soit insupportable. Obscurcir le cœur de façon qu'il ne pense pas; laisser le souffle aller où il veut, et, quand le souffle est insupportable, ouvrir la bouche et le relâcher; quand le souffle vient de sortir, la respiration est rapide; harmoniser les souffles; au bout de sept à huit souffles, elle se calme rapidement. Alors recommencer à fondre le souf-

1. *Id., ibid.,* p. 510 (le souffle pénètre absolument sans bruit, et chasse de force toute impureté, en sorte que rapidement il fait reculer dans l'intestin les aliments qui obstruent. Faire reculer, c'est ce que nous appellerions « faire avance », c'est penser vers la sortie).

fle de la même façon. Si on a du loisir de reste, s'arrêter après dix fontes. Quand c'est un nouveau travail, il faut prendre garde (au cas où) le souffle ne pénètre pas et est retenu dans la peau, ce qui causerait des maladies. Si vous avez du loisir de reste, fondez-le encore; ajoutez par cinq ou six fontes, jusqu'à vingt, trente ou même quarante et cinquante; il n'y a pas de limite. De quelque façon qu'on fasse, quand le travail d'absorber le souffle est peu à peu accompli, les barrières communiquent, les pores s'ouvrent. Quand on fond le souffle vingt ou trente fois, on le sent circuler par tout le corps; quelquefois la sueur sort; si on obtient ce symptôme, c'est le meilleur résultat. Quand on est nouveau à fondre (le souffle), s'arrêter quand on a réussi à faire communiquer (le souffle), peu à peu la sueur sort, c'est excellent, cela calme le cœur et équilibre le souffle [1]. »

Après la fonte du souffle, le maître de Yanling donne la formule d'emploi du principe vital qu'on vient d'avaler : « Dans toutes les recettes d'emploi du souffle, il faut d'abord faire la gymnastique à droite et à gauche, pour que les os et les articulations s'ouvrent et communiquent, que les nerfs jin soient mous et le corps relâché. Après cela, s'asseoir, le corps en position correcte, et rejeter et aspirer trois fois, pour qu'il n'y ait pas de nœuds d'obstruction; calmer la pensée et oublier le corps afin que le souffle soit inspiré tranquillement. Au bout de quelque temps, d'abord cracher tout doucement par la bouche le souffle impur duqi, et aspirer par le nez le souffle pur quingqi. Tout ceci six ou sept fois [2]. » Pour « faire circuler le souffle », on s'arrête de respirer en fermant la bouche et le nez, pendant que le cœur se concentre sur le souffle.

Une chose est certaine : « Quand le souffle de l'homme est épuisé, l'esprit meurt; quand l'esprit meurt, le corps est

1. H. Maspéro : *Tao,* p. 513.
2. *Id., ibid.,* p. 514.

abandonné. C'est pourquoi en celui qui sait garder le souffle originel sans se perdre, l'embryon s'achève [1]. » Il est évident que le maintien du corps en bonne santé est fonction du souffle vital et de l'art d'effectuer la respiration embryonnaire. Le maître Huanzhen découvre, dans son *Procédé de la formule d'absorber le souffle originel*, six aspects du souffle vital : Chi, he, hu, chui, xu, xi. Les cinq premiers dépendent, chacun, des cinq viscères, le dernier des « Trois Cuiseurs » (les récipients). Leur valeur est d'ordre thérapeutique :

« 1. *Chi* dépend des poumons, les poumons président au nez. Si on a trop chaud ou trop froid, ou si on est très fatigué, on rejette et on aspire (l'air) en *xi*. Il règle également la peau, le derme et les abcès; si on a une de ces maladies, en le réglant correctement, on guérira.

« 2. *He* dépend du cœur, le cœur préside à la langue : quand la bouche est sèche et la langue raboteuse, le souffle ne communique pas, et en parlant on a le souffle mauvais; en soufflant à la manière de he, on le chasse; si on a très chaud (fièvre), on ouvre la bouche toute grande; si on a un peu chaud, on ouvre la bouche un peu. Si on exécute le *he* en y mettant l'attention voulue, on guérira (le mal).

« 3. *Hu* dépend de la rate, la rate préside au palais central Zhonggong. Si on a un peu de fièvre et qu'on n'aille pas bien, si le ventre, l'estomac et l'intestin ont de la plénitude, leurs souffles sont tristes et ne s'écoulent pas, on le guérit par le souffle qu'exprime le caractère *hu*.

« 4. *Chui* dépend des reins, les reins président aux oreilles. Si la taille et le ventre sont refroidis et que la puissance virile *yangdao* décroît, on guérit ce mal par le souffle qu'exprime le caractère *chui*.

1. H. Maspéro : *Le Taoïsme*, p. 533.

« 5. *Xu* dépend du foie; le foie préside aux yeux. Les tumeurs rouges, la vue trouble sont tous guéris par (le souffle en) *xu*.

« 6. *Xi* dépend des Trois Cuiseurs *sanjiao*. Si les Trois Cuiseurs ne vont pas bien, on les guérit par (le souffle en) *xi*.

« Bien que chacun de ces souffles guérisse (les maux de l'organe avec lequel il est en rapport), cependant « les cinq viscères et les Trois Cuiseurs, le froid, le chaud, l'extrême fatigue, le souffle mauvais et les maladies, tout cela dépend du cœur; (or) le cœur régit (le souffle) he; (donc), en soignant toutes les maladies par (le souffle), he, on les guérit toutes; il n'est pas nécessaire (d'employer tous) les six souffles [1]. »

La respiration sublime permet à l'individu d'acquérir une vitalité qui le met à l'abri des maladies. D'autre part, sa force dépasse celle de la moyenne. Alexandra David-Neel raconte le cas des coureurs titébains, dits « loung-gom-pas », capables de parcourir des distances inouïes sans ressentir la moindre fatigue. L'explication de la vitalité dont font preuve ces religieux du Tibet, se trouve dans leur technique de respiration et de gymnastique apprise pendant une durée de trois ans, trois mois, trois semaines et trois jours. « L'étudiant s'assied, les jambes croisées, sur un épais et large coussin. Il aspire l'air lentement et longuement, comme s'il tendait à se gonfller. Alors, retenant son souffle, il doit sauter, tout en conservant les jambes croisées — sans se servir de ses mains pour prendre un point d'appui — et retomber sans avoir changé de position. Certains lamas arrivent à sauter, ainsi, à une très grande hauteur [2]. »

La pratique Zen, que certains occidentaux s'efforcent d'adapter à leur vie sédentaire, consiste dans la recherche

1. *Id., ibid.*, p. 533.
2. Alexandra David-Neel : *Mystiques*, p. 220.

d'une « position juste » afin que respiration et médication convergent vers le même état d'esprit. « Lorsque nous pratiquons zazen, notre esprit suit toujours notre respiration. Le monde intérieur est illimité, et le monde extérieur est illimité aussi. Nous disons « monde intérieur » ou « monde extérieur », mais, en fait, il n'y a qu'un seul monde total. Dans ce monde illimité, notre gorge est comme une porte battante. L'air entre et sort comme quelqu'un qui franchit une porte battante. Si vous pensez : « je respire », le « je » est en trop. Il n'existe pas de vous pour dire « je ». Ce que nous appelons « je » n'est qu'une porte battante qui va et vient quand nous inspirons et quand nous expirons. Elle bat; c'est tout. Lorsque votre esprit est assez calme et pur pour suivre ce mouvement, il n'y a rien : pas de « je », pas de monde, pas d'esprit ni de corps, rien qu'une porte battante. Ainsi, quand nous faisons zazen, rien d'autre n'existe que le mouvement de la respiration, *mais nous sommes conscients de ce mouvement*[1]. » Ainsi la respiration cesse d'être un mouvement inconscient du fait que la conscience se concentre sur elle et la guide selon sa volonté. L'angoisse disparaît, l'esprit se calme. Il en est de même des postures yogiques (*âsana*) et de la discipline de la respiration (*prânâyama*) pratiquées par les Hindous. On refuse de respirer comme le commun des hommes, car, estime-t-on, une telle respiration est arythmique. Par contre, il faut trouver le rythme cosmique du souffle vital grâce à une respiration également rythmique. Selon Pantanfali, la pratique respiratoire vraie permet de parvenir à l'état de méditation suprême : le sage hindou respire à peine. Ainsi vit-il à l'abri des maladies. Seule la respiration arythmique est cause de fièvres, de dérèglements respiratoires; le yogi connaît la « pulsation de sa propre vie », c'est-à-dire l'énergie orga-

1. Shunryu Suzuki : *Esprit zen, esprit neuf,* Paris, éd. du Seuil, 1977, p. 40.

nique déchargée par l'inspiration et l'expiration. Au lieu de s'abandonner à la vie, le yogin *vit* au sens plein du terme. Sa « science » concerne les trois moments de la respiration (inspiration, expiration, conservation de l'air) à qui il accorde une durée égale.

L'ancienne médecine occidentale lie la respiration, comme force vitale, à la théorie des quatre éléments (ces « briques » de la vie cosmique). « L'air, écrit Aldobrandino de Sienne (milieu du XIIe siècle), est l'un des quatre éléments dont toutes les choses sont formées. Or (bien qu'il) n'entre pas beaucoup dans la constitution du corps humain, il joue un rôle particulier dans le maintien de l'organisme en (bonne) santé; et l'on ne peut vivre sans lui [1]. » L'utilité de l'air réside dans le fait qu'il refroidit la chaleur du cœur en entrant dans le corps par la bouche et en y pénétrant par les pores qui couvrent toute la chair du corps. Dans son *Régime de santé*, Aldobrandino de Sienne conseille la méfiance envers l'air mauvais « produit par les étangs, les marais, les plantes vénéneuses, les arbres dangereux, sans oublier « les pestilences que dégagent les charognes ». De même, « est nocif l'air qui stagne dans les vallées, dans les demeures et entre les maisons, et que le vent ne parvient pas à renouveler. Voici comment se protéger de la pollution : « Tout d'abord, vous devez rectifier l'air, lui restituer sa nature, car ainsi que le dit Ysaac, l'air pollué est plus nocif pour l'homme que la boisson ou que la nourriture. En effet, les aliments perdent de leur nocivité une fois dans l'estomac; mais l'air qui est vénéneux arrive tout droit au cœur et épuise l'organisme et l'on peut en mourir. C'est pourquoi s'il se trouve que l'air est très chaud, très sec et très desséchant, il faut demeurer dans une maison qui a des fenêtres tournées sur le côté nord et possède des chantepleures pour l'écoule-

1. Cf. P. Theil : *L'Esprit,* T. III, p. 221-222.

ment des eaux de pluie; le dallage doit être arrosé d'eau froide, de vinaigre (jonché) de feuilles de sauge, de vigne, de roses, de myrte; il faut faire des fumigations de camphre dans les pièces, tendues de draps de lin trempés dans de l'eau froide [1]. »

Que la respiration soit la clé de l'inhalation du souffle vital, les livres sacrés de l'antiquité n'ont pas manqué de le souligner. D'où la recherche des techniques respiratoires, moyens absolus pour se pénétrer de vie cosmique. Ainsi espère-t-on vivre le plus longtemps possible, en harmonie avec le macrocosme, son devenir et ses rythmes. En outre, bien respirer, permet aussi de bien peser, de se maîtriser en toute circonstance.

On trouve même un cas de respiration artificielle : « L'enfant ne s'est pas réveillé. Elisée arriva à la maison, là était l'enfant, mort et couché sur son propre lit. Il entra, ferma la porte sur eux deux et pria Yahvé. Puis monta sur le lit, s'étendit sur l'enfant, mit sa bouche contre sa bouche, ses yeux contre ses yeux, ses mains contre ses mains, et se replia sur lui et la chair de l'enfant se réchauffa. Il se remit à marcher de long en large dans la maison, puis remonta et se replia sur lui, jusqu'à sept fois : alors l'enfant éternua et ouvrit les yeux [2]. »

Le souffle vital a été plus fort, la mort n'a été qu'apparente...

---

1. *Id., ibid.*, p. 233.
2. *Deuxième Livre des Rois,* IV, 33-35.

IV

L'ENTRETIEN DE LA VIE

La vie est le bien précieux de l'ancienne médecine. Sa plus grande vertu, c'est la santé de l'individu. De sorte que son entretien représente à la fois le devoir et le moyen le plus sûr pour éviter la maladie. Il apparaît donc que la santé est une qualité de la vie cosmique, pour autant que cette dernière se reflète, par ses rythmes et sa « force vitale », dans le microcosme humain. Inversement, la maladie est la vie privée de ses vertus : vice et péché contre la santé cosmique. D'où l'importance que joue dans l'ancienne médecine le « régime de santé » comme technique d'entretien de la vie dans son aspect harmonieux.

1. *La vertu de la vie : la santé.*

Les médecines traditionnelles sont dites « sacrées » parce que la vie est leur principal objet. Dès lors, la santé n'est pas seulement un but « profane » — le désir du bien-être de l'individu —, mais aussi, et surtout, une ascèse vers la sainteté. Etre en bonne santé équivaut à régler sa vie selon les lois cosmiques de la vie (rythmes, devenir, forces, énergies), donc *vivre en saint.* Ainsi, pour les Chinois, « puissance libre, *un saint n'est que vie* ». Parce que sa vie est conforme à la vie universelle (au Tao), le saint bénéficie de la santé cosmique. « Il est de la vie qui s'ébat, de la puissance qui joue. » D'où la recherche de toutes les techniques de vie qu'on peut désigner comme « régime de santé ». Cependant, ces pratiques constituent « une sorte d'*hygiène sanctifiante* connue, anciennement, sous le nom de *yang cheng :* l'art de *nourrir* (ou d'accroître) *la vie.* De cet art se réclament diverses techniques (alimentaires, sexuelles, respiratoires, gymniques) [2]. Le plus remarquable, c'est l'aspect moral que revêtent ces pratiques. En effet, technique corporelle et technique spirituelle vont ensemble, dès lors que la santé recherchée est fonction de la vie universelle, c'est-à-dire du *sacré.* Le « corps immortel », le salut ou la vie éternelle passent obligatoirement par l'entretien de la vie corporelle. D'où l'effort de « sainteté », morale et corporelle, qu'impose la médecine chinoise à celui qui veut se protéger des maladies.

La médecine hindoue, qui se dégage des *Vedas*, témoigne du même caractère religieux et moral de la santé. Médecine vivante et sacrée, l'*Ayulvedic* (ou l'Ayurvédique) [3] englobe des prescriptions relatives au « régime de santé », voire des prescriptions thérapeutiques, à côté des obligations rituelles (offrandes, sacrifices, etc.). C'est surtout le tantrisme qui développe la conception « bio-spirituelle » de la santé comme sainteté. Ainsi, « le corps n'est plus la source

1. M. Granet, *op. cit.*, p. 415.
2. *Id., ibid.*, p. 417.
3. En sanscrit, *ayul* signifie « vie »; la médecine ayulvédique signifie donc « connaître (ou voir) la vie », car *vid* désigne l'acte du connaître. Il s'agirait donc d'un « traité de biologie universelle concernant l'espèce humaine » (Claudine Brelet-Rueff, *op. cit.*, p. 128).

des douleurs mais l'instrument le plus sûr et le plus accompli que l'homme ait à sa disposition pour « conquérir la mort ». Et puisqu'on peut obtenir la délivrance dès cette vie même, *le corps doit être conservé le plus longtemps possible*, et dans un parfait état, précisément pour faciliter la médication » [1]. En effet, dans le *Hevajra Tantra*, le Bouddha proclame que sans un corps parfaitement sain on ne peut connaître la béatitude. Il est dit d'une façon imagée : « Ici, (dans le corps) se trouvent et le Gange et la Jumnâ, et Prayâga et Bénarès; ici la Lune et le Soleil, les lieux sacrés, les *Pitha* et les *Upapitha*. Je n'ai encore vu un lieu, à la fois, de pèlerinage et de béatitude comparable à mon corps [2]. » A ceci on peut rapprocher l'estime dans laquelle saint Paul tenait le corps humain, lieu d'incarnation du Seigneur et « temple de l'Esprit saint ».

Dès lors, on révèle tout le sens spirituel de la santé comme vertu première et nécessaire de la vie. Respecter son corps, c'est procéder à une *diététique de l'oint*. Les gnostiques n'ont méprisé le monde charnel que dans la mesure où celui-ci devait être purgé « de tout le mal qui s'est emparé des choses ». La maladie fait partie de ce mal général qui affecte jusqu'à l'âme. Ainsi, par exemple, la pratique de l'eau lustrale relève à la fois de l'hygiène corporelle et de la pureté spirituelle, car une seule et même souillure menace la santé de l'individu. On sait que les « Parfaits » (bogomiles, cathares) observent une règle diététique (abstinence de la viande) dont le but est la sauvegarde de la santé cosmique de l'individu menacé par le péché (la maladie). Isidore de Séville (560-636) écrit dans le Livre VI de sa célèbre *Etymologie :* « La diététique consiste dans l'observation des *lois de la vie.* » L'excès de nourriture, de boissons, d'activité ou de repos, de vie sexuelle ou d'absti-

1. M. Eliade : *Yoga*, p. 229.
2. *Id., ibid.*

nence représente autant d'attentats aux lois vitales, donc à la santé. Comme la vie est sacrée, le désordre provoqué dans l'harmonie corporelle et psychique de l'individu équivaut au péché. Or celui-ci est un risque permanent. La médecine chinoise, préoccupée par la sainteté du corps, sait que « le vulgaire est dominé par six appétits (ceux des honneurs et des richesses, des distinctions et du prestige, de la renommée et de la fortune), six entraves (celles qu'imposent le maintien et le comportement, la sensualité et le raisonnement, le tempérament et la réflexion), six (sentiments qui font) obstacle au Tao (haine et désir, joie et colère, peine et plaisir), six (attitudes qui font) obstacle au Tao (celles qui consistent à éviter ou à aller au-devant, à prendre ou à donner, à acquérir des connaissances ou à exercer des talents). Il faut réprimer ces vingt-quatre dispositions pour obtenir la rectitude et la quiétude, l'illumination et la vacuité. Il faut encore, sous peine de « perdre l'essence qui vous est propre (sing) » éviter les cinq perversions qui résultent d'un usage civilisé des sens : peinture, musique, parfums, cuisine, prédilections du cœur corrompent la vue, l'ouïe, l'odorat, le goût, le jugement. En lui-même, déjà, l'usage naturel des sens peut être pernicieux, si l'on ne s'applique à défendre, contre la multiplicité des apparences, la simplicité originelle (p'ouo) de l'être » [1].

Mais l'« être pur » n'est autre que la vie : c'est elle que Jésus a revendiquée pour les hommes auxquels il apporte le salut. Quand il guérit un malade (estropié, paralytique, aveugle, etc.) il lui dit : « Vas, et ne *pèche* plus », c'est-à-dire : fais attention à ta santé (physique et spirituelle) car la maladie est avant tout péché contre la vie (qui est « sainteté »). La liste des sept péchés, désignés comme « capitaux » par la religion chrétienne, répond bien à cette dié-

---

1. Marcel Granet, *op. cit.*, p. 434.

tétique de l'âme (et du corps) qui s'impose à l'individu soucieux de sa santé (physique et morale). « Mieux vaut un pauvre sain et vigoureux qu'un riche flagellé dans son corps par la maladie », s'exclame l'auteur de l'*Ecclésiastique* (ch. XXX, 14). Car « la santé et la bonne complexion valent mieux que tout l'or... ; il n'y a pas de richesse préférable à la santé du corps ». D'où les conseils d'un « régime de santé », c'est-à-dire d'une diététique du corps et de l'âme. Job est frappé de maladies diverses parce qu'il a cru que sa santé était un don qui ne demandait aucune protection. Il s'est cru *innocent*. Mais personne n'est innocent : la maladie prouve que la santé est œuvre vertueuse au bénéfice de la vie, c'est-à-dire de la sainteté. On sait que le *Livre de Job* reprend, dans un sens moral, un ancien poème babylonien (rédigé vers l'an 1700 avant J.-C.) intitulé *Le Juste souffrant*. C'est le médecin-prêtre, le représentant du dieu Mardouk, qui va le guérir de tous ses maux.

La maladie est donc péché contre la vie. La responsable, c'est « l'âme qui a ruiné le corps par ses négligences ». Et le philosophe grec Démocrite (considéré comme « matérialiste ») précise ainsi sa pensée : « Ne l'a-t-elle pas corrompu et déchiré par les voluptés ? De même, quand un instrument ou un outil est en mauvais état, on rend responsable celui qui le manie ou l'utilise sans ménagement [1]. »

Péchés du corps, péchés de l'âme : c'est toujours la vie qui est concernée dans les deux cas. Le moine titébain rejette, mentalement, l'orgueil, la colère, la haine, la convoitise, la paresse et la stupidité dans l'acte même de la respiration. Il avale le souffle vital et se défait avec l'expiration du « mauvais air » chargé de péchés contre la vie (sainte). L'eau baptismale est avant tout « un culte rendu à la santé, à la jeunesse et à la vie » ; elle purge la souillure physique et

---

1. Trad. Voilquin, éd. Garnier-Flammarion.

morale. A regarder de près les sept péchés capitaux [1], on s'aperçoit qu'ils sont autant de maladies et de vices de la vie privée de ses vertus. En effet, « tout vice est une perversion émotionnelle d'un instinct naturel qui ne trouve pas l'accomplissement qu'il souhaite » [2]. Le premier, et sans doute le plus important de ces instincts, c'est l'instinct de conservation. Or il arrive qu'un décalage s'opère entre ce que l'individu, dans son instinct d'auto-affirmation, croit être et ce qu'il est effectivement. Les sept péchés capitaux, dans leur portée morbide d'atteinte à la santé corporelle de l'individu, sont le produit de ce « décalage » au cœur de l'instinct de conservation, donc de la vie. C'est le cas, par exemple, de l'orgueil où la puissance imaginative dépasse la puissance réelle de l'individu, en créant ainsi un mouvement non naturel de l'instinct de conservation. Déviation perverse de l'instinct d'auto-affirmation, l'orgueil détache l'individu de la vie réelle et le rend malade. De même la colère justifie bien son étymologie grecque (kolé) qui veut dire « passion bilieuse ». Emotion agressive, contraire à la peur, la colère « voit rouge » : le sang afflue au visage, l'individu est prêt à la riposte. La santé en prend un coup, car « l'homme se fait de la bile ». L'envie, autre péché capital, est une perversion de l'instinct de propriété lui-même prolongation de l'amour de soi et de l'instinct de conservation personnelle. Le dérèglement produit par l'envie concerne l'éthique du *désir*, c'est-à-dire de la vie même puisque « désir » et « pulsion de vie » (eros) sont la même dose. Quand le « désir des yeux » n'a plus de retenue, le vice revêt la forme de l'avarice [3]. Il s'ensuit que « l'avare se coupe des autres, se retranche en lui, s'imposant une austérité qui va à l'encontre de ses besoins

1. Comme le fait Constantin Amariu dans son livre *Les sept péchés capitaux,* publié aux éditions France-Empire, 1962.
2. *Op. cit.,* p. 144.
3. *Aveo* (d'où avarice) signifie en latin « désir ardent ».

vitaux. Il mange moins que le nécessaire, il perd le sommeil, il s'enferme dans l'obsession du vol ou de l'incendie »[1].

La luxure concerne la passion de la chair dans son instinct de reproduction. Une fois de plus, une loi de la vie est pervertie par le vice. Le pire c'est que, dans la luxure, la violence est double : contre soi et contre le corps de son partenaire. De l'auto-érotisme et jusqu'à la recherche animale de satisfaction sexuelle — en passant par toutes sortes de perversions homosexuelles —, la luxure représente plus que les autres vices l'attentat, par excellence, contre la sainteté de la vie : dans sa nature, dans sa continuité, dans son harmonie. Inversement, la gourmandise semble être un péché véniel, sans gravité. En fait, il est également péché « capital » contre la santé du fait qu'il est à l'origine de toute une série de désordres corporels et moraux. Vice provoqué par les plaisirs de la bouche (*goula*, en latin), la gourmandise représente un risque permanent pour la santé, en raison de l'excès alimentaire : fatigue de l'organisme, risque d'obésité et de toutes sortes de maladies consécutives à une nourriture trop abondante. Le *Livre des Proverbes* conseille la sagesse alimentaire : « Ne sois pas parmi les buveurs de vin, (ni) parmi ceux qui se gorgent de viandes. » Car « les buveurs et les gourmands s'appauvrissent, et la somnolence fait partie des haillons » (*Prov.* XXIII, 11-21). Enfin, la paresse — « mère de tous les vices » — est le contraire de la méditation qui défend la vie dans sa sacralité. Elle est inaction, dégoût de la vie. Le corps tombe en ruine, la santé s'effrite sous l'avalanche des maladies d'abord psychiques, ensuite somatiques.

De cette revue succincte des péchés capitaux, il ressort que la vie cesse d'être entretenue dans sa santé *naturelle*. Partout, les troubles physiologiques apparaissent comme

1. C. Amariu, *op. cit.*, p. 175.

le résultat d'une passion vicieuse : envie, orgueil, colère, gourmandise, luxure... La prévention contre le péché prônée par les livres saints a comme arrière-fond le devoir d'entretenir la vie dans sa sainteté. La santé du corps n'est autre chose que le résultat d'un combat permanent contre les vices corporels et moraux qui menacent l'individu. Les Romains disaient : *Mens sana in corpore sano* (esprit sain dans un corps sain). Et les Daces, conquis par Trajan, disaient dans leur langue : « Un corps sain, dans un esprit sain [1]. »

Cependant les deux formules vont dans le même sens : seule la priorité des moyens change. Comme le but est l'entretien de l'équilibre psycho-somatique de l'individu, l'ancienne médecine s'est d'abord penchée sur le problème du *Régime de santé.*

2. *Le « Regimen Sanitatis ».*

Dans un texte de la collection hippocratique du Ve siècle avant J.-C. intitulé (déjà !) l'*Ancienne médecine*, le père de la médecine écrivait : « Ainsi je crois fermement que tout médecin doit étudier la nature humaine et rechercher soigneusement, s'il veut remplir ses obligations, quels sont les rapports de l'homme avec ses aliments, avec ses boissons, avec tout son genre de vie, et quelles influences chaque chose exerce sur chacun. » Et de préciser que chaque sorte d'aliment est responsable d'une douleur ou d'une affection.

La prévention des maladies commence donc avec l'entretien de la vie grâce à un « régime de santé » judicieux.

1. Pour lutter contre l'alcoolisme, qui faisait des ravages, un roi Dace a ordonné le déracinement d'une grande partie des vignes.

Dès l'origine de l'art médical, on a compris que la première des médications est, en fait, œuvre de prévention grâce au « manger », au « boire », au « dormir ». Les médecins du Moyen Age ont résumé ainsi leur doctrine portant sur la prévention de la santé : « Labor, cibus, potus, somnus, venerae, omnia moderata [1]. »

Cependant, la somme de la médecine préventive, comme art de bien entretenir la vie, est donnée par la *Flos medicinae*. Appelé « Fleur de la médecine » par l'école de Salerne (IXe-XIIe siècles), le poème n'est autre que le célèbre *Reginem Sanitatis Salernitatum* que certains désignent aussi sous le nom de *Reginem virile*. C'est le catalan Arnaud de Villeneuve (1235-1311) qui a donné la première rédaction de ces conseils de santé de l'ancienne médecine. Le poème, écrit en vers, pose, dès le début, cette question : « Veux-tu jouir en paix d'une santé prospère ? » La réponse résume bien le régime de santé que la *Flos medicinae* va décrire en détails :

« Chasse les noirs soucis, fuis tout emportement;
Ne bois que peu de vin, soupe légèrement;
Souviens-toi de marcher quand tu quittes la table;
Du sommeil en plein jour crains l'attrait redoutable;
Crains en toi le séjour de l'urine et des vents.
Fidèle à ces conseils, tu vivras de longs ans.
Es-tu sans médecins ? Les meilleurs, je l'atteste,
Ce sont, crois-moi : repos, gaieté, repas modeste [2]. »

Pourquoi un régime de santé en guise de médecine préventive ? C'est le poème qui apporte la précision suivante :

1. C'est-à-dire : travailler, manger, boire, dormir, aimer (acte sexuel), tout avec modération.
2. Cf. P. Theil, *op. cit.*, T. II, p. 307.

« La médecine, hélas ! bornée en sa puissance,
Ne peut à l'infini prolonger l'existence;
Gardien de la santé, l'art qui prévient le mal
Retiens l'homme glissant vers le terme fatal.
Pour que ta vie atteigne à l'extrême vieillesse,
Sois vieux, avant le temps, par tes mœurs, ta sagesse. »

Voici quelques-uns des secrets de l'ancienne médecine concernant le régime de santé dans ses aspects habituels : boire, manger, dormir, hygiène corporelle, activité sexuelle.

a) *Manger.*

Anthimus, médecin grec du VIe siècle, étant obligé de s'exiler à Byzance auprès de Théodoric le Grand (454-526), roi des Ostrogoths (et beau-frère de Clovis), envoie une *Epitre* [1] à son protecteur dans laquelle il lui révèle les secrets de la santé naturelle grâce à un « régime alimentaire » bien soigné. « Je vais décrire, commence-t-il sa lettre, comment manger les aliments pour obtenir une bonne digestion et la santé, car j'ai précisé à votre piété, comme je l'ai pu, non pas la faiblesse de l'estomac ou l'anxiété du cœur humain, mais le bienfait des régimes selon les préceptes des auteurs médicaux : car le principe de la santé des hommes repose sur des aliments convenables. C'est-à-dire que s'ils sont employés avec discernement, ils permettent une bonne digestion; sinon, ils provoquent une lourdeur d'estomac ou de ventre et engendrent des humeurs froides, donnent du dégoût, du charbon et des rots pénibles. Ensuite, la fumée monte à la tête et est à l'origine de lourdes vapeurs pour ceux qui sont soumis aux vertiges. Il résulte aussi une corruption du ventre par la dys-

1. La lettre a été appelée : *De observatione ciborum.*

pepsie; et aussi des vomissements par la bouche quand l'estomac ne peut traiter les aliments crus. Mais si les aliments ont été bien préparés, la digestion sera bonne et douce, les humeurs convenables seront nourries [1]. » Et d'assurer que « ceux qui auront voulu suivre ces préceptes n'auront besoin d'aucun autre médicament ».

La règle d'or valable pour la consommation de n'importe quel aliment, c'est la modération, car « tout excès est nuisible ». Ensuite, il faut savoir ce qu'on mange et comment on prépare sa nourriture. N'a-t-on pas dit : « Bonne cuisine, bonne médecine ? »

Ainsi Anthimus conseille de cuire les viandes de vache dans une marmite de métal. Et « pour un bouillon, les mettre après les avoir nettoyées dans une première eau, et ainsi les faire cuire dans une eau claire autant que c'est nécessaire; ne pas ajouter d'eau, mais quand la viande sera cuite, mettre dans un vase une demi-louche de vinaigre très fort; mettre aussi des têtes de poireaux, un peu de pouliot, des racines d'ache ou de fenouil, faire cuire pendant une heure et ajouter du miel dans une quantité égale à la moitié de celle du vinaigre ou suivant la saveur sucrée que l'on veut obtenir. Faire cuire à feu doux en agitant fréquemment la marmite avec les mains pour que le jus pénètre bien la viande » [2]. C'est une véritable recette de cuisine. Quant aux autres viandes, elles sont également bonnes. Certaines, comme les viandes de cerf, doivent être utilisées de temps à autre seulement. Les chairs de sanglier sont bouillies. Au sujet du lard, il écrit : « J'ai entendu dire que les Francs ont coutume de consommer le lard cru. Je me demande qui leur a appris pareille médecine, au point que ceux qui consomment le lard cru n'ont pas besoin d'autres médicaments : il est très efficace

1. Cf. P. Theil, *op. cit.*, p. 53-54.
2. Cf. P. Theil, *op. cit.*, p. 55.

et leur rend la santé comme un antidote, car par ce moyen sont guéris des défauts dans les viscères et les intestins; et si des lombrics ou des ténias apparaissent, c'est un moyen de les expulser. C'est en effet un modérateur du ventre et, par suite d'une meilleure utilisation, les Francs par cette nourriture deviennent plus sains que les autres [1]. » La preuve : « sur toutes les plaies, à l'extérieur ou à l'intérieur du corps, ou sur celles qui proviennent d'une blessure, du lard épais appliqué avec constance enlève toute putréfaction » [2]. Par contre, il ne faut pas manger les rognons du porc et, d'une façon générale, éviter les reins de tout animal. Enfin les pigeons sauvages ne sont pas recommandés, contrairement aux pigeons domestiques qu'on peut cuire ou griller (en les enduisant de saumure).

La *Lettre* d'Anthimus n'oublie ni les œufs, ni les poissons, ni les légumes. Pour chacun, il mentionne les vertus nutritives en fonction du maintien de la santé naturelle. Selon lui, le beurre ne doit absolument pas contenir de sel, « car s'il y avait du sel, l'issue en serait mauvaise ». Du moins pour « les poitrinaires ». De même, « le fromage est lourd non seulement pour les malades mais encore pour les gens bien portants ». Seul le fromage frais est digeste, à condition qu'il soit trempé dans du miel. « Autrement, poursuit-il ironiquement, celui qui mangerait du fromage grillé ou bouilli n'a pas besoin d'un autre *poison*, car en faisant sécher la graisse on obtient des pierres [3]. » A propos du riz, il conseille de bien le cuire, car cru il est nocif. On pense à la médecine taoïste qui condamne l'habitude de se nourrir des « cinq céréales » (riz, millet, blé, avoine, haricots) qui engendrent la mort. En effet, la consommation

1. *Id., ibid.*, p. 56.
2. *Id., ibid.*, p. 56.
3. *Id., ibid.*, p. 61.

exclusive du riz décortiqué provoque un état de faiblesse (appelé « béribéri ») dû à la carence de vitamine B. C'est pourquoi les procédés diététiques chinois prévoient d'abord l'interruption des cinq céréales. De plus, il ne faut pas manger la nuit car « on diminue sa vie d'un jour ».

La diététique occupe une place importante dans les *Aphorismes* d'Hippocrate. L'excès, dans les deux sens, est condamné : « Si le régime est trop strict, les maladies font des écarts qui nuisent à leur état... Même chez les bien portants, un régime peu nutritif et trop strict aura une efficacité douteuse, parce que les écarts seront mal supportés » (avis donc à ceux ou celles qui veulent maigrir vite). Les organismes jeunes en cours de croissance ont besoin d'un régime abondant; les vieillards doivent se contenter d'une alimentation modérée (« un excès les tuerait »). A ses confrères, le père de la médecine donne ce conseil : « Réglez le régime de façon à restaurer *avec lenteur* ceux qui ont maigri lentement, et vite ceux dont l'amaigrissement a été rapide.» En guise de conclusion, la diététique hippocratique condamne « une alimentation trop riche pour la constitution spécifique de l'individu, car elle rend malade. Vieille sagesse que les médecines sacrées ont préconisée scrupuleusement et que les modernes ont délaissée au risque de nuire à leur santé. Volontiers végétariens, les adeptes des médecines gnostique ou « anthroposophique » retardent le vieillissement de l'organisme en évitant l'état de sclérose et de durcissement des artères consécutif à l'alimentation carnée. En revanche, les protéines provenant du règne végétal sont plus saines. Au beefsteack, les anthroposophes préfèrent le pain de seigle, les lentilles, les pois, les noisettes, etc. Et surtout le lait et le miel, comme au temps de l' « âge d'or » de l'humanité. Par contre, on déconseille vivement la tomate, « plante dégénérée » et très nuisible aux personnes prédisposées au cancer.

L'hygiène des repas a donné lieu, surtout au Moyen Age européen, à de véritables « hymnes » à la santé. L'évêque-médecin Fulbert (960-1028), à qui on doit la reconstruction (en pierre) de la cathédrale de Chartres détruite par l'incendie de 1020, a composé un tel hymne plein de bon sens : « Epargne ton estomac, l'ivresse nuit à l'esprit. Si tu assistes à un festin, tu t'exposes au blâme ou à la louange; le difficile est de garder la mesure, et il faut redouter l'excès. Il ne faut pas montrer de gravité comme à l'habitude. Si tu le peux, mange de tout; si tu le peux, attable-toi gaiement, mais avec prudence, et bois peu de chaque chose que t'autorise ton régime, et que les réjouissances ne te poussent pas aux excès [1]. » Les célèbres « Tables de Maître Salernus » du XIIe siècle — sorte de catalogue des « produits » à utiliser comme moyens thérapeutiques —, énumèrent (Septième table) les substances nutritives et revigorantes pour la santé telles que le lait d'animal (chèvre, gazelle, vache, biche), la moelle d'animaux, œufs, raisins, figues, blé gras, viandes (agneau âgé d'un an, chevreau qui tête encore, perdrix, faisans, poules, gazelle), etc. La table salernitaine propose même une recette que nos compatriotes sauront apprécier : « Grenouille très grasse dont on a tranché la tête et dont les viscères sont mis à bouillir avec du blé; ensuite, le blé est donné à manger à une poule, laquelle poule, si elle est mangée, fera grossir les os et d'une manière étonnante réparera l'humidité substantielle [2]. »

Evidemment, il ne faut pas abuser de bonnes « tables », même salernitaines. La *Flos Medicinae*, ce poème qui résume la diététique de l'école salernitaine, le dit très bien en vers :

1. Cf. P. Theil, *op. cit.*, T. II, p. 139.
2. Cf. P. Theil, *op. cit.*, p. 274.

« Un régime uniforme, excellent médecin,
Surpasse des docteurs l'art et le savoir vain.
Pauvres, de simples mets couvrez la pauvre table,
Le régime est pour vous un repas délectable.
Un superbe festin gâte les estomacs.
La santé se conserve avec l'économie;
La lourde gourmandise abrège et rompt la vie.
Un médecin l'a dit : le sage ne meurt pas,
Qui jamais ne s'assit qu'à modeste repas [1]... »

La santé est la vertu de la vie. On l'entretient par le régime alimentaire qui représente une règle de vie à la fois alimentaire et spirituelle. Le jeûne a été motivé par l'Eglise « pour réprimer la convoitise des plaisirs du toucher qui ont pour objet la nourriture et la volupté », écrit saint Thomas [2]. Avec les viandes, le jeûne interdit les œufs et le laitage car ils proviennent d'animaux à viande. Santé et vertu vont de pair, comme le péché et la maladie.

b) *Boire.*

La même sobriété s'impose pour la consommation des boissons alcoolisées. L'*Ecclésiastique* conseille l'homme vertueux :

« Ne fais pas le brave avec le vin,
Car le vin en a fait périr beaucoup
La fournaise éprouve l'acier quand on le trempe :
De même le vin éprouve les cœurs quand les orgueilleux se querellent » (ch. XXXI, 25-26).

1. *Id., ibid.,* p. 308.
2. *Somme Théologique,* question 147.

Cependant le vin n'est pas tout à fait interdit. En effet, « le vin est comme la vie pour l'homme », à condition de le boire dans sa juste mesure (et ne pas s'enivrer comme Noé...). Il apporte « allégresse au cœur et joie à l'âme »; mais à l'inverse « l'ivresse échauffe la fureur et le fait tomber, elle diminue les forces et cause des blessures » (ch. XXXI, 28-30).

Double visage du vin : le pire et le meilleur, selon l'usage qu'on en fait. Hippocrate le prescrit en cas de maladies aiguës. Mais encore faut-il choisir parmi les boissons (vin doux, vin fort, vin blanc, vin rouge, l'hydromel, l'eau, l'oxymel). Ainsi, « le vin doux cause moins de pesanteur de tête et porte moins au cerveau que le vin fort, et il dispose un peu plus aux évacuations alvines, mais il gonfle la rate et le foie; il n'est donc pas convenable à celui chez qui domine la bile amère, car il lui cause de la soif. Il produit des gaz dans la partie supérieure de l'intestin; cependant il n'est pas aussi contraire à la partie inférieure qu'on pourrait le supposer d'après le gaz qui se développe; car le gaz produit par le vin doux ne chemine guère, mais il s'arrête dans les hypochondres. En général il est moins diurétique que le vin blanc fort, mais il facilite davantage l'expectoration. Chez les personnes auxquelles il cause de la soif, il est moins expectorant que d'autres vins, mais il l'est davantage chez celles à qui il ne cause pas de soif »[1].

Le régime de santé salernitain met en garde, moins contre les vins, que contre certains mélanges :

« Crains du lait et des vins le mélange odieux,
Sinon, sur toi la lèpre étend son voile affreux. »

Si le malade a une grande envie de vin, on peut combattre le désir de boire de la manière suivante : on mélange trois quarts d'eau à un quart de vin blanc et clair. On trempe

1. *Le régime dans les maladies aiguës,* P. Theil, T. I, p. 103.

un pain bien chaud dans ce mélange, de manière à ce qu'il s'en imbibe. On presse le pain, on filtre et on laisse refroidir le liquide. Cette boisson enlève, paraît-il, le goût pour la boisson alcoolisée. Les Hindous combattent la soif en gardant un rubis dans la bouche.

Il n'est pas nécessaire d'insister davantage sur les vertus et les risques pour la santé des boissons alcoolisées. Cependant, on ne saurait conclure le chapitre sur l'alimentation (nourriture et boissons) sans citer, malgré leur réalisme, les vers du *Regimen Sanitatis* consacrés à l'hygiène de l'estomac :

« Pissez six fois par jour, et dans le même temps
Rendez deux ou trois fois les plus gros excréments.
De péter en pissant ne faites pas mystère.
C'est un ancien usage, aux reins fort salutaires;
Pratiquez-le sans honte, ou bien, dans l'intestin,
Reste un gaz malfaisant rapporté du festin.
En grande pompe un roi traversât-il la ville,
Occupé de pisser, demeurez immobile.
Ta main, pressant ton ventre, empêchera souvent
Qu'il ne s'y loge à l'aise et n'y séjourne un vent;
Aux replis d'intestin sa nuisible présence
D'un mal long et secret peut hâter la naissance [1]. »

e) *Dormir* (*activité et repos*).

Le repos comme l'activité sont souvent fonction de l'alimentation. L'*Ecclésiastique* savait déjà que « le sommeil salutaire est pour l'estomac sobre », de même que « les douleurs de l'insomnie, les vomissements et la colique sont

1. Cf. P. Theil, *op. cit.*, p. 308 (le texte est grossier... mais sans vulgarité).

pour l'homme intempérant ». Cependant, l'activité du corps — exercices physiques ou travail — ainsi que le repos — détente ou sommeil — font partie du régime de santé de l'ancienne médecine. Le livre saint dicte la règle générale pour la préservation de la santé : « Dans toutes tes actions, sois diligent, et aucune maladie ne te surviendra. [1]. »

Nécessité sociale, car son produit est facteur économique (pour soi et pour la collectivité), le travail a aussi une fonction biologique. Il maintient le corps en bonne santé [2]. Mais encore faut-il savoir se fatiguer, Hippocrate interdit de « travailler à jeun » (Aphorisme n° 16), car le corps risque de s'épuiser. Par contre, dans « *La Conservation de la santé* », l'un des premiers ouvrages médicaux rédigés en latin (titre de la traduction latine : *De Regimine sanitatis*), Taddeo Alderotti [3] donne le conseil suivant à celui qui, le matin, a déjà fait sa toilette : « Tu fatigueras ton corps comme tu en as l'habitude, quoique avec modération, parce que la fatigue a quantité de vertus, ranime la chaleur naturelle et brûle ce qui est superflu, et cela vaut mieux que de manger. » Sans doute, il s'agit de la gymnastique du matin que nous n'avons plus le temps de faire, comme autrefois.

C'est Aldobrandino de Sienne (déjà cité) qui nous donne des détails quant au régime du corps. « A celui qui veut conserver sa santé, écrit-il, afin de pouvoir travailler et se donner du mouvement, il convient de savoir les heures auxquelles il peut s'adonner à ces activités et la juste quantité de travail à assumer... Les moments propices au travail se situent avant les repas et une fois que l'effet de la digestion

1. Ecclésiastique, ch. XXXI, p. 22.
2. La sagesse populaire répète depuis des millénaires que « le travail c'est la santé ».
3. Médecin né à Florence en 1223, mort en 1302. Dante a immortalisé son nom dans le *Convivio* en l'associant à un qualificatif prestigieux : « Taddeo l'Hippocratique. »

s'est répandu dans tous les organes et que la faim recommence à se faire sentir. Il est possible de déterminer ces moments par l'urine. Ainsi, quand l'urine commence à s'épaissir et à se colorer un peu, c'est que la digestion débute; et lors vous pouvez assumer la quantité de travail que nous vous dirons (plus loin) ; mais quand l'urine présente une couleur enflammée, il fait mauvais travailler parce que cela assèche le corps et épuise toutes les forces. Il est préférable de travailler quand on se sent en bonne forme, car en fait dans n'importe quel cas le travail est à déconseiller après manger, parce qu'il a pour effet de hâter la répartition des aliments de l'estomac vers les divers organes avant qu'ils ne soient bien digérés, ce qui peut engendrer maintes maladies. Cependant, n'allez pas croire qu'il faille éviter tout travail après les repos; il s'agit seulement des travaux pénibles; tandis que travailler ou se promener un peu dans ces moments-là facilite la digestion [1]. » Quant à la quantité du travail, elle varie selon la nature de chaque individu. En effet, « l'activité ne convient pas autant à celui qui est de nature chaude et sèche et qui transpire facilement qu'à celui qui est tout le contraire de cela ».

Que l'exercice physique soit nécessaire pour conserver la santé naturelle, l'auteur de *Paul et Virginie* le sait par expérience personnelle. Atteint d'un « mal étrange » dans lequel « comme Œdipe, il voyait deux soleils », Bernardin de Saint-Pierre renonce aux remèdes prescrits par les médecins : « Ce fut à Jean-Jacques Rousseau que je dus le retour de ma santé. J'avais lu, dans ses immortels écrits, entre autres vérités naturelles, que l'homme est fait pour travailler, non pour méditer. Jusqu'alors j'avais exercé mon âme et reposé mon corps; je changeai de régime; j'exerçai le corps et je reposai l'âme. Je renonçai à la plupart des

1. Cf. P. Theil, *op. cit.,* T. III, p. 225.

livres; je jetai les yeux sur les ouvrages de la nature, qui parlaient à tous mes sens un langage que ni le temps, ni les nations ne peuvent altérer [1]. »

Le taoïsme est passé maître dans l'art de la gymnastique comme procédé de « nourrir le principe vital », c'est-à-dire de conserver sa santé. De nombreuses méthodes qui portent le nom des maîtres chinois réputés montrent comment faire de la gymnastique entre deux « unions du yin et du yang ». Ainsi, par exemple, selon la méthode de Chisongzi Daoyin Fa, on commence par croiser les deux mains au-dessus de la tête et les ramener jusqu'à terre. On aspire l'air et on expire cinq fois de suite. Une fois qu'on a le ventre rempli du souffle, on procède par étapes, de la manière suivante :

1) Couché sur le côté, du bras gauche touchant la terre du coude, toucher le crâne de la main gauche autant que possible. Puis du bras droit touchant la terre du coude, toucher le crâne de la main droite autant que possible. Faire cinq respirations. Cela étire les nerfs et les os.

2) Des deux mains toucher le genou droit et le relever de façon qu'il arrive à (la hauteur de) la taille et de l'aine, en levant la tête le plus possible. Faire cinq respirations. Cela étend la taille.

3) De la main gauche toucher le genou gauche et de la droite l'étendre aussi haut que possible. Puis de la main droite toucher le genou droit et de la main gauche l'étendre aussi haut que possible. Faire cinq respirations et s'arrêter. Cela étend le souffle de l'intérieur du ventre.

4) Croiser les mains sur le devant de la poitrine, agiter la tête vers la droite et vers la gauche sans arrêt; arrivé au point extrême, s'arrêter. Cela étend le visage et les oreilles pour que les souffles mauvais ne puissent plus entrer.

1. *Préambule de l'Arcadie,* dans le tome VII de ses *Œuvres* (Paris, 1818, p. 14).

5) Croiser les deux mains au-dessous de la taille, et s'agiter (en se tournant) vers la droite et vers la gauche ; arrivé à l'extrême, s'arrêter. Cela fait pénétrer le sang dans les vaisseaux.

6) Ramener les deux mains croisées au-dessus de la tête, et se calmer (en se tournant) vers la droite et vers la gauche. Cela étend le souffle intérieur des poumons et du foie.

7) Croiser les deux mains sur le devant de la poitrine et les faire aller à droite et à gauche ; aller jusqu'à l'extrême. Cela étend et supprime le souffle brûlant qui est à l'intérieur de l'épiderme et du derme.

8) Croiser les deux mains, les lever jusqu'aux épaules à droite et à gauche. Cela étend la peau.

9) Ensuite, se lever droit et étendre les jambes à droite et à gauche. Cela étend et chasse le souffle mauvais des jambes [1]. »

Les exercices physiques accompagnent toujours la méditation, la vision intérieure ou la lecture des livres saints. La sainteté n'est-elle pas identique à la santé naturelle ? Ainsi, l'ancienne médecine ne fait pas de la gymnastique une « religion », mais, inversement, impose à toute religiosité, dont le but est la santé de l'âme, l'activité physique comme conservation de la santé corporelle [2]. Aujourd'hui, l'exercice physique tourne souvent « en religion », d'où l'excès et autres manques de retenue. Les amateurs de jogging (ils sont 31 millions aux Etats-Unis) participent à des marathons qui se transforment en courses de compétition. Les coureurs de marathon ou de cross n'ont qu'un but : la forme, la condition physique. Ils s'entraînent jusqu'à 160 km par semaine. D'après les psychiatres américains [3], « les taux d'anorexie nerveuse,

---

1. H. Maspéro : *Le Taoïsme,* p. 580.
2. Ce qui vérifie le « Mens sana in corpore sano » des Romains.
3. Voir l'article du Dr Jean-Michel Boder (dans *Science et Vie,* n° 789, p. 32-33), intitulé : « Courir, c'est mourir un peu. »

maladie rare jusqu'alors, auraient considérablement augmenté avec l'incroyable vogue du jogging ». A force de devenir un « rituel », la course à pied a rendu malades les pratiquants du jogging. On a constaté que l'effort physique intense provoque des états d'euphorie caractérisés : après plusieurs kilomètres le coureur ne sent plus la fatigue et peut courir sans effort. Ainsi, « la course de fond serait une sorte de toxicomanie : les cellules nerveuses des coureurs secrètent des endomorphines, ces analogues naturels de la morphine qui diminuent le niveau de conscience et éloignent le seuil de la douleur » [1].

La fatigue du jour réclame le repos de la nuit. Car la santé est le produit des rythmes naturels (cosmiques, biologiques). « Vous devez savoir, écrit Aldobrandino de Sienne, que le rôle du sommeil est de procurer un repos à l'organisme, de le soulager de son travail ou de la fatigue qu'il souffre pendant la veille. Il n'y a que les vertus de la digestion qui s'intensifient et qui œuvrent plus pendant le sommeil en raison de la chaleur naturelle qui se réforme dans le corps du fait du repos. Sachez qu'un sommeil effectué dans de bonnes conditions préserve beaucoup la santé du corps, car il améliore la digestion et facilite la sécrétion des humeurs. Aussi supprime-t-il nombre de maux suscités par le courroux, l'abus des femmes, l'excès de méditation, et par les aliments nocifs [2]. »

Comment dormir ? Combien d'heures ? Toujours selon le même médecin, « un sommeil régulier convient mieux au vieillard qu'aux jeunes, parce qu'il protège les humeurs d'où émane la chaleur naturelle ». D'une façon générale, « dormir profondément est excellent », à condition de dormir après le repas. Cependant « ces sommes doivent être effectués

---

1. *Id., ibid.*
2. Cf. P. Theil, *op. cit.,* T. III, p. 224.

la nuit, et non pas dans la journée. Quand le dormeur commence son somme, qu'il s'étende sur le côté droit; ensuite il se tournera sur le côté gauche; qu'il choisisse un lit rembourré, et se couvre bien avec des draps, car cela aide, en plus du sommeil la digestion. Telle est la façon de dormir bien et naturellement. Mais dormir de jour procure maints maux tels que le teint pâle, la maladie de la rate, la pesanteur et la langueur, les apostumes (abcès) et les fièvres, et bien d'autres inconvénients encore. Donc, pour éviter ces maux, il est nécessaire que ceux qui ont accoutumé de dormir le jour cessent progressivement de le faire, de jour en jour, et reviennent au sommeil naturel (qui consiste) à dormir la nuit; et si les nuits sont courtes, qu'ils dorment plutôt le matin que dans la journée ». De plus, « il vous faut savoir qu'il est bon de dormir sur le dos, parce que cela retient et renforce la chaleur naturelle nécessaire à une bonne digestion; tandis que de dormir sur le ventre provoque divers maux comme l'apoplexie, la frénésie, les cauchemars que les savants appellent incubus, c'est-à-dire en français : apesart (= « fardeau ») ; car (dans cette position) les superfluités du cerveau descendent dans la nuque au lieu de s'écouler directement par le nez et par la bouche. C'est pourquoi il n'est pas si insensé de dormir la bouche ouverte. cela permet aux superfluités de s'éliminer. Dormir (sitôt) après avoir mangé est à déconseiller car cela fait gonfler et bruire le ventre » [1].

d) *L'hygiène.*

Le *Regimen Sanitatis* ne serait pas complet s'il oubliait les conseils d'hygiène quotidienne. « En te levant, chaque matin, écrit Taddeo Alderotti (1223-1302), tu étireras tes

1. Cf. P. Theil, *op. cit.*, T. III, p. 224-225.

membres ; la nature en est réconfortée et la chaleur naturelle vivifie ainsi et fortifie les membres ; puis tu peigneras ta tête, car le fait de la peigner emporte la malpropreté et le cerveau s'en trouve allégé. Tu te laveras aussi les mains et la figure à l'eau froide pour te donner un bon teint clair et pour ranimer la chaleur naturelle. Tu purgeras et purifiieras également ton nez et ta poitrine en te mouchant et en te nettoyant les dents, car l'estomac et la poitrine se débarrassent ainsi, et le langage devient plus net ; tu nettoieras tes dents et tes gencives avec l'écorce de quelque arbre odoriférant. De temps en temps, pour le cerveau, tu te feras des fumigations de choses précieuses : quand il fera chaud, des choses froides comme du santal rouge ; quand il fera froid, des choses chaudes, du cinnamome, de la girofle, de la myrrhe, du bois d'aloès et autres choses semblables, et cette fumigation totale ouvrira tes narines et ton cerveau, ne laissera tes cheveux ni dégénérer ni blanchir et t'engraissera la figure... [1]. »

Le *Hathayoga* insiste également sur la nécessité du nettoyage matinal, en guise de purification préliminaire à toute activité du jour. Il s'agit du nettoyage des dents, du gros intestin et du rectum, des fosses nasales. Le yogin avale un long morceau d'étoffe, introduit un fil dans les narines ou aspire de l'eau...Grâce à ces purifications, l'individu prévient la maladie de l'estomac, du foie, etc.

De tous temps, l'eau lustrale revêt le double sens moral et physique d'un moyen de purification. Elle prévient les maladies consécutives au manque d'hygiène, spirituelle ou corporelle, de l'individu. Mais le péché n'est-il pas vice contre la santé, cette vertu cardinale de la vie ? Déjà, dans la Bible, les conseils d'ordre hygiénique abondent. C'est Dieu lui-même qui prévient Moïse et Aaron : « Lorsque

1. P. Theil, *op. cit.*, T. III, p. 308.

vous serez entrés dans le pays de Chanaan, dont je vous donne la possession, si je mets la plaie de lèpre sur une maison du pays que vous posséderez, le propriétaire de la maison ira le déclarer au prêtre, et dira : j'aperçois comme une plaie de lèpre à ma maison. Le prêtre, avant d'y entrer pour examiner la plaie, fera vider la maison, afin que tout ce qui s'y trouve ne devienne pas impur; après quoi, le prêtre entrera pour examiner la maison. Le prêtre examinera la plaie. Si la plaie qui est aux murs de la maison présente des cavités verdâtres ou rougeâtres, paraissant enfoncées dans le mur, le prêtre sortira de la maison jusqu'à la porte de la maison, et il fera fermer la maison pour sept jours. Le prêtre y retournera le septième jour. S'il voit que la plaie s'est étendue sur les murs de la maison, il ordonnera qu'on enlève les pierres atteintes de la plaie, et qu'on les jette hors de la ville, dans un lieu impur. Il fera racler toute la maison à l'intérieur, et l'on versera hors de la ville, dans un lieu impur, la poussière qu'on aura raclée. On prendra d'autres pierres que l'on mettra à la place des premières, et on prendra d'autre mortier pour recrépir la maison [1]. »

L'Evangile selon saint Marc (VII, 1-4) atteste que « le commun des juifs ne mangent pas sans s'être lavé le bras jusqu'au coude, conformément à la tradition des anciens, et ils ne mangent pas au retour de la place publique avant de s'être aspergés d'eau », sans parler d'autres pratiques d'hygiène comme le lavage des coupes, des cruches et des plats d'airain.

Il est inutile de rappeler l'importance des bains chez les Romains. A l'époque impériale, les « thermes » étaient devenus des lieux de récréation au service de la santé naturelle du corps. Là, les corps s'assouplissent et se purifient de leur souillure de la journée. Du reste, dès le IIIe siècle

1. *Le Lévitique,* XIV, 34.

avant Jésus-Christ, à l'instar des Grecs, les Romains ont installé des bains dans leur maison de ville. « Dans le courant du IIe siècle avant notre ère, des bains publics, naturellement distincts pour les hommes et les femmes, apparurent dans Rome; les *balneae*, que le genre féminin de leur nom distingue des *balnea*, les bains privés. Des bienfaiteurs du peuple en dotèrent leur quartier. Des entrepreneurs en construisirent pour tirer un revenu des taxes perçues sur les entrées. En 33 avant Jésus-Christ, Agrippa en prescrivit le recensement : ils étaient 170, et leur nombre ne fit que grossir à l'avenir. Pline l'Ancien renonce à compter ceux de son époque, et ils ont, plus tard, approché du millier. La redevance prélevée par les propriétaires, ou par les fermiers auxquels ils en avaient cédé la perception à forfait, était infime et le resta; un quadrans ou quart d'as, trois sous d'avant-guerre, que les enfants étaient d'ailleurs dispensés d'acquitter. En 33 ans avant Jésus-Christ, Agrippa, qui était édile, et à qui incombaient, en cette qualité, la surveillance des bains publics, la vérification de leur chauffage, le contrôle de leur nettoiement et la direction de leur police, voulut marquer sa magistrature par une libéralité sensationnelle. Il prit à sa charge le paiement de toutes les entrées, ce qui était consacrer, au moins pour l'année de son édilité, la gratuité des bains publics dans la ville, et bientôt après il y fonda les « thermes », qui gardent son nom et dont la gratuité d'accès serait perpétuelle » [1]. Il y eut les thermes de Néron (sur le Champ de Mars), de Titus, de Trajan (sur l'Aventin), de Caracalla (les « thermes d'Antonin »), de Dioclétien. Tous ces thermes « n'étaient pas seulement des bains où l'on trouvait réunies, au prix des agencements les plus ingénieux, les formes de bain les plus diver-

1. J. Carcopino : *La vie quotidienne à Rome à l'apogée de l'Empire,* Paris, éd. Hachette, 1939, p. 294.

ses : la sudation à sec et le bain proprement dit, le bain froid et le bain chaud, les piscines et les baignoires. En outre, ils enfermaient, dans l'énorme quadrilatère que longeaient extérieurement des portiques animés par la population et la clientèle de leurs boutiques innombrables, des jardins et des promenades, des stades et des salons de repos, des salles de gymnastique et des ateliers de massage, même des bibliothèques et de véritables musées. Ils offraient aux Romains comme un raccourci des biens qui font la vie heureuse et belle » [1].

Les villes de l'Amérique précolombienne disposaient des *temazacalli*, une sorte de sauna aztèque. « Au cours de ces bains de vapeur, le patient était fouetté de feuilles de maïs. Fréquemment, le bain se terminait par un plongeon dans l'eau froide. Les bains étaient également à l'honneur pour soigner les maladies supposées, châtier les maux que l'on croyait dus aux transgressions sexuelles ou aux désirs illicites. Le « *bano de la basura ajena* », tetlazolaltiloni ou bain de l'*immondice*, était également accompagné de conjurations. L'officiant étendait un linge propre sur une natte près du feu où se tenait le malade puis il invoquait le feu à chevelure de fumée, l'eau à la jupe de jade, la femme blanche du copal, ainsi que la déesse de l'immondice et ses sœurs tout en enfumant le malade. Il baignait celui-ci dans une eau préparée d'avance; puis le séchait à l'aide du linge étendu sur la natte et invoquait enfin la protection de Citlalcueye à la jupe d'étoiles, pour le malade qu'il éventait de sa robe de prêtre :

« Je suis venu, moi, le prêtre.
Moi, le seigneur des métamorphoses.
Moi, le tlaloc vert, le tlaloc blanc
N'excite pas ta fureur contre moi.
Me voici, je suis le prêtre

---

1. *Id., Ibid.*, p. 296.

Toi, ma mère à la jupe d'étoiles,
Est-ce toi la cause de ses maux ? Lui as-tu parlé de la vie?
Pourquoi, toi aussi, contre lui t'élèves-tu ?
Pourquoi te tourmentes-tu contre lui ?
Il est ta création, tu lui as donné la vie.
Devant toi comparaît ton œuvre [1]. »

Dans la Grèce pré-hippocratique, l'hygiène corporelle représentait un moyen à la fois préventif et thérapeutique de la maladie. On lit sur une des stèles d'Asclépios à Epidaure : « Cléinatas de Thèbes qui avait une quantité énorme de poux sur le corps, vint au Hiéron; il s'endormit et eut une vision : il lui semblait que le dieu, l'ayant dévêtu et mis tout nu et debout devant lui, prenait un balai et lui nettoyait le corps de ses poux. Le jour venu, il sortit de l'Abaton guéri [2]. » Selon Hippocrate, « le bain est utile dans un grand nombre de maladies, pour les unes tous les jours, pour les autres à de plus longs intervalles. Mme de Sévigné comparaît la douche qu'elle venait de prendre à Vichy à « une bonne répétition du purgatoire ». Mais qu'importe : « Je suis persuadée que rien ne me peut faire plus de bien; je me crois à couvert des rhumatismes pour le reste de ma vie. »

L'eau des fontaines, l'eau de source ou l'eau de mer sont des moyens primordiaux pour maintenir son corps en bonne santé. On sait que la recherche de l'énernelle jeunesse, dont parlent les légendes des peuples, est liée au culte des fontaines sacrées. Or il y a un fond « scientifique » qui peut expliquer la légende : ces eaux contenaient des substances radioactives qui agissaient sur les glandes sexuelles. Le sel marin provoque des modifications des glandes

1. Cf. Claudine Brelet-Rueff : *Médecines traditionnelles sacrées,* p. 169-170..

2. Cf. P. Theil, *op. cit.,* T. I, p. 74. Pline l'Ancien s'étonnait « du silence que garde Homère sur les eaux thermales ».

endocrines, d'où le changement de l'équilibre biologique. A l'instar de l'air, élément primordial pour le souffle vital, l'eau est devenue, depuis Thalès de Millet, le principe même de la vie universelle. Dès lors, il est normal que la santé naturelle, dans ses buts autant préventifs que thérapeutiques, fasse appel à elle, sous tous ses aspects. Pline l'Ancien souligne les vertus des eaux et des boues thermales : « Les sources sulfureuses sont surtout bonnes pour les maladies des nerfs; les alumineuses, dans les paralysies et dans les affections analogues. Les bitumineuses, les nitreuses, comme l'eau de Cutilie, se prennent en breuvage et purges [1]... »

Aldobrandino de Sienne établit un véritable manuel du bon « baigner ». Ainsi, écrit-il dans son « Régime du corps » (XIIIe siècle), un bain d'eau douce peut se pratiquer en étuve, en cuve ou bien froid. Celui qui est en bonne santé se maintiendra en se baignant en étuve et en cuve; mais qu'il veille à n'y demeurer que le temps nécessaire pour laver son corps et débarrasser les pores de la crasse que la nature y dépose. Le reste n'est pas de son ressort. Il ne doit pas se baigner après manger, parce que la chaleur du bain contrarie la chaleur naturelle nécessaire à la digestion; pour la même raison, il ne faut pas manger au bain, excepté pour ceux qui sont maigres et secs et qui veulent grossir; mais une graisse ainsi obtenue n'est pas bonne. Que celui qui veut se baigner le fasse une fois que la digestion est entamée, et qu'il boive alors un peu d'oxymel. S'il est de complexion chaude, il peut prendre du triumpiperum et du dyamentastrum et d'autres électuaires chauds propices aux constitutions faibles. Ces choses sont bonnes pour éviter les maladies qui peuvent découler du fait de boire ou de manger au bain. Il faut également s'abstenir de manger après le bain, ou bien retarder le repas après s'être baigné, parce que le bain

1. *Histoire naturelle,* Livre 31, ch. XXXII, 6.

affaiblit la chaleur naturelle. Il ne faut pas non plus se baigner après avoir beaucoup travaillé : ni boire de l'eau froide avant ou pendant le bain. Car dans l'immersion les voies sont ouvertes qui facilitent à l'eau l'accès aux principaux organes, ce qui épuise le corps. De même, il n'est pas indiqué de boire de l'eau chaude au bain ou avant de manger, car cela fait devenir l'homme étique [1]. »

e) *Venerae.*

Enfin, le *Regimen Sanitatis* s'achève avec des conseils sur la vie sexuelle de l'individu. Une fois de plus, comme ce fut le cas du *labor*, du *cibus*, du *potus* et du *somnus*, il s'agit de prévenir les excès de l'amour corporel qui peut entraîner le déséquilibre, autant physique que moral, de la santé individuelle.

En tant qu'élément structurel, la sexualité est amour, procréation et permanence de la vie. Nous y consacrons le chapitre VII en entier. En attendant, sur le seul plan préventif, l'activité sexuelle fait partie du régime de santé au même titre que l'alimentation, le sommeil ou l'activité de travail et de loisir de l'individu. C'est elle que l'ancienne médecine décrit comme « venerae » [2]. Celse, auteur latin, écrit dans *De Medicina* (rédigé vers l'an 35) : « On ne doit ni trop fuir ni trop rechercher le commerce des femmes : il anime lorsqu'il est rare; il abat quand il est fréquent. Au reste, comme la fréquence ne se mesure point ici par la répétition des actes, mais qu'elle s'estime par le tempérament, l'âge et les forces, il est bon de savoir que cet acte, lorsqu'il n'est suivi ni d'épuisement ni de douleur, n'est

1. P. Theil, *op. cit.*, T. III, p. 226.
2 De *Vénus,* déesse de l'amour.

point nuisible au corps. Le jour, il peut être contraire; la nuit, il est plus sûr; mais alors il faut éviter de manger, de veiller ou de travailler aussitôt après. Voilà les choses que doivent observer les personnes bien constituées; et elles ne doivent point, tant qu'elles sont en bonne santé, user mal à propos des ressources qui sont réservées pour les cas de maladie. » Aldobrandino de Sienne n'oublie pas que la façon dont « on habite » avec une femme représente « l'une des principales causes du maintien de la santé. En effet, s'il y a excès d'acte sexuel, on risque « la décrépitude de son corps », sans oublier le risque des maladies. L'auteur du « *Régime du corps* » nous décrit ainsi les affections qui résultent de l'acte sexuel : « Tout le corps s'affaiblit; la vue et l'appétit s'en vont; un mauvais teint et une mauvaise haleine se manifestent; des douleurs surviennent aux flancs; une faiblesse des nerfs s'empare du corps et le refroidit; les vertus de chaque organe diminuent; et par-dessus toute chose l'organisme vieillit. Si l'on persiste dans cet abus, cela fait perdre la possibilité de procréer, et fait venir beaucoup d'autres maux que nous ne vous énumérerons point pour cause de brièveté. Afin de vous permettre d'éviter ces maladies, nous vous apprendrons à quel moment et à quelle heure on doit faire (l'amour). Tout d'abord, chacun doit se garder de le faire quand il est plein de boisson et plein d'aliments, parce que cela fait venir les maladies au même titre que de travailler après manger, ainsi que nous l'avons vu précédemment. Et si, pour une raison quelconque, il advenait qu'on le fît, il faudrait (d'abord) se mouvoir et promener un peu afin d'aider à la digestion, et puis après se coucher et dormir. Il faut également se garder de le faire quand on a grand faim et le ventre vide, surtout si on est maigre et sec, parce que cela rend étique et épuise la chaleur naturelle. L'heure propice est quand la tierce digestion est presque achevée et quand l'organisme est vide d'urine et d'autre chose. Ce moment peut être reconnu d'après les indications que nous avons données dans le chapitre sur le travail. Ce moment n'est pas le même pour chacun car la digestion est plus rapide chez certains que chez d'autres. C'est pourquoi chacun fera (l'amour) quand il pensera avoir digéré [1]. »

En conclusion, Aldobrandino ajoute que ce qui lui a appris à faire l'amour convenablement doit continuer « parce que cette substance se transforme — si on la retient — en une sorte de venin, comme vous pouvez le voir chez les veuves, chez les hommes et chez les femmes de religion, et chez les puceaux qui outrepassent le moment de se marier et qui, souvent, meurent soudainement ». Quant à Henri de Mondeville, il consacre un chapitre entier de sa célèbre *Chirurgie* (rédigée à partir de l'an 1314) à l'hygiène sexuelle, notamment des femmes au moment de leurs règles (nous y reviendrons au chapitre VII).

Enfin, le taoïsme considère que l'union sexuelle inconsidérée est très dangereuse pour la prolongation de la vie. L'image est saisissante : « Coucher avec une femme, c'est comme conduire un cheval au galop avec des rênes pourries; c'est comme approcher d'une fosse profonde dont le fond est garni de sabres, et où on craint de tomber [2]. » Cependant, la plupart des auteurs taoïstes s'occupent moins de théoriser ce qui se passe à l'intérieur du corps que de décrire les pratiques qu'il faut accomplir. Ils insistent surtout sur les changements de femmes, qui sont un des traits essentiels de ces procédés : « Il faut changer de femme après chaque excitation; c'est en changeant de femme qu'on obtient la vie éternelle. » Et ils en expliquent la raison. « Le Daoshi au Bœuf-Vert *Oingniu daoshi* dit : ... Si on couche constam-

1. P. Theil, *op. cit.*, T. III, p. 227.
2. H. Maspéro, *op. cit.*, p. 554.

ment avec une seule femme, l'essence et le souffle de la femme s'affaiblissent peu à peu et elle ne peut donner grand profit à un homme; de plus, cela fait maigrir. » Les changements doivent être fréquents; mais les précisions qu'apportent sur ce point les auteurs sont plus théoriques que réelles : suivant l'Immortel Pengzu, douze échanges en une séance sont un procédé qui permet de garder dans la vieillesse un teint de jeune homme; plus le nombre des échanges augmente, plus l'adepte fait de progrès, et s'il arrive à neuf douzaines d'échanges, sa vie atteindra dix mille ans, toujours à condition d'interrompre à temps [1]. »

On n'en demande pas tant. Mais c'est déjà heureux qu'on puisse vivre sa sexualité selon les lois de la santé cosmique, celle qui ouvre la vie à la joie.

1. H. Maspéro, *op. cit.*, p. 564.

Les secrets de la guérison

V

LES ORGANES ET LA SOUFFRANCE DE LA VIE

1. *Anatomie et physiologie du corps humain.*

C'est dans le cadre de la vie universelle que l'ancienne médecine va découvrir et situer l'anatomie du corps humain. Contraint à soigner l'individu malade, le médecin tente de localiser l'organe où s'est produit le dysfonctionnement de la vie, entraînant la dysharmonie générale. Cependant, il n'oublie pas que la santé est la vertu de la vie, but suprême de l'art médical. Ainsi, à l'astrobiologie qui décrit l'appartenance, les affinités ou les rapports entre la vie du microcosme (l'homme) et la vie cosmique (en l'occurrence, les astres), s'ajoute l'anatomie des organes de la vie à l'échelle microcosmique. Elle s'impose dès lors qu'il est question de la maladie, autrement dit de l'examen clinique. Que cette préoccupation anatomique des organes de la vie soit aussi ancienne que la découverte de l'art médical lui-même, les textes les plus anciens le prouvent. L'esprit clinique, que d'aucuns (comme M. Foucault dans *Naissance de la clinique*) font naître seulement à la fin du XVIIIe siècle (voire au début du

XIXe), n'est autre que l'« esprit éternel » de la médecine selon l'expression du Dr P. Theil. Il est déjà présent dans les papyrus médicaux égyptiens et les tablettes mésopotamiennes. Ainsi dans le papyrus Ebers rédigé, semble-t-il, vers l'an 1500 av. J.C., il y a une description on ne peut plus scientifique (« savante ») du cœur et des vaisseaux sanguins. Certes, comme nous l'avons rappelé, l'intérêt anatomique et physiologique pour la circulation du sang s'inscrit dans la philosophie de la vie comme « souffle » universel. Cette même philosophie contraint le praticien à parler du « souffle de la mort qui entre dans l'oreille gauche ». Mais l'esprit clinique prend le dessus dès lors que le papyrus Ebers précise le rôle des quatre vaisseaux sanguins qui vont, deux par deux, aux oreilles réceptrices du souffle cosmique. Il en est de même des « six vaisseaux qui conduisent vers les deux bras, trois vers la droite, trois vers la gauche », ainsi que des six vaisseaux des jambes, des deux vaisseaux des testicules, des deux autres des reins, des quatre qui vont vers le foie, les poumons ou la vessie. Tout ce réseau sanguin représente la manifestation organique de la vie qui fonctionne ainsi à travers les organes du corps.

L'ancienne médecine chinoise montre également son intérêt pour l'anatomie organique, sans qu'elle renonce à la vision d'ensemble (en l'occurrence astrobiologique) de la vie individuelle. Ainsi, les taoïstes divisent le corps en trois sections : section supérieure (tête et bras), section médiane (poitrine), section inférieure (ventre et jambes) ; et ils répartissent les organes intérieurs en deux classes, les cinq viscères *wuzang* (poumons, cœur, rate, foie, reins) et les six réceptacles *liufu* (estomac, vésicule biliaire, gros intestin, intestin grêle, vessie et « trois cuiseurs » *sanjiao*, c'est-à-dire œsophage, canal intérieur de l'estomac et urètre qui font à eux trois un seul réceptacle). La section supérieure contient les organes des sens : yeux, oreilles, nez, langue, et les doigts, principaux organes du toucher. Les grandes fonctions de la vie physiologique se situent dans les deux sections médiane et inférieure, tandis que tout ce qui touche à la vie intellectuelle appartient à la section supérieure, sauf que l'organe même de la pensée, qui pour les Chinois est le cœur, se trouve dans la section médiane [1]. »

La physiologie taoïste complète l'anatomie qui décrit les organes de la vie au niveau microcosmique. Ainsi, « la respiration se décompose en deux temps, l'inspiration dépendant du principe *yin* puisqu'elle est une descente, qui conduit l'air extérieur, le « souffle » à travers la rate jusqu'au foie et aux reins, et l'expiration dépendant du principe *yang* puisqu'elle est une montée qui rejette le souffle des reins au cœur et aux poumons en repassant par la rate. En traversant la rate, l'air en chasse les souffles des cinq saveurs, produits par la digestion, sous l'influence de la rate, des aliments solides descendant par l'œsophage dans l'estomac, et joints dans la rate à l'eau (qui a son conduit spécial différent de l'œsophage) pour former le sang : le sang, poussé par le souffle de la respiration, avance de trois pouces dans les veines, en produisant ainsi la circulation » [2].

En Europe, la science anatomique du corps humain commence avec la philosophie des présocratiques grecs. De Thalès à Démocrite, en passant par Anaximandre, Parménide ou Empédocle, on s'est interrogé sur les organes de la vie ainsi que sur leur fonctionnement. Du reste, leur philosophie est une « physiologie » dans la mesure où la recherche de la *physis* (« nature ») concerne non seulement l'« être » mais aussi l'être vivant. Empédocle, après avoir fixé les principes du devenir universel de la vie (« Sphère », l'Être-Un), à savoir l'amour et la haine, décrit la naissance des ani-

1. H. Maspéro, *op. cit.*, p. 359-360.
2. *Id., ibid.*, p. 360.

maux (y compris l'homme) et le fonctionnement de l'appareil respiratoire : « Chez tous les êtres, de petits canaux vont, à travers les chairs, jusqu'à la surface du corps et viennent déboucher à la partie saillante à l'air de multiples entrées et un passage facile. Aussi quand le sang léger s'en est retiré, l'air en bouillonnant y pénètre à flots pressés; quand le sang s'y précipite à nouveau, l'air est expiré. »

C'est Platon qui, le premier, tente une « science » approfondie du corps humain. Dans *Timée* (dialogue d'inspiration pythagoricienne), il montre comment Dieu forma l'*Animal unique* et immortel, c'est-à-dire l'Univers qui contient en lui toutes les créatures vivantes et immortelles. C'est le modèle qui a servi « à ses enfants » pour engendrer les animaux mortels. Platon décrit alors la tête (et surtout les yeux, organes de la vision très importants pour l'homme), la poitrine, les membres. Sans doute l'anatomie dans *Timée* est-elle une philosophie : chaque organe est décrit en fonction de son rôle dans la manifestation de l'âme (immortelle) et de la pensée (destinée à la connaissance des idées divines). Ainsi, par exemple, les créateurs (« fils de Dieu ») firent le foie compact, lisse, brillant et doux amer à la fois afin que la puissance des pensées qui jaillissent de l'intelligence allât s'y réfléchir comme sur un miroir qui reçoit des empreintes et produit des images visibles » (*71 b*). De là, Platon explique le rôle que joue le foie... dans la divination. Quoi qu'il en soit, la philosophie ébauche une anatomie du corps humain en décrivant, tour à tour, les viscères, les os, les muscles, les nerfs, etc. Quant à la physiologie, elle est rapportée aux quatre « genres » (éléments vitaux) qui entrent dans la structure du corps, à savoir : l'air, le feu, l'eau et la terre. Leur excès ou manque explique le mauvais fonctionnement de la santé, c'est-à-dire la maladie.

Les ouvrages attribués aux écoles de Cos et de Cnide, célèbres par leurs médecins « hippocratiques », contiennent des notations d'ordre anatomique et physiologique. C'est surtout le cœur qui fait l'objet d'une attention particulière : le pouls n'est-il pas le signe du bon ou du mauvais fonctionnement de la vie, c'est-à-dire de la santé ou de la maladie ? Ainsi, le médecin grec du IVe siècle avant J.-C. sait que « le cœur est d'une forme pyramidale et d'une couleur rouge foncé. C'est un muscle très fort, non par les nerfs (parties tendineuses), mais par le feutrage de la chair. Il a sous une seule enveloppe deux ventricules séparés, l'un d'un côté, l'autre de l'autre. Ils ne se ressemblent point; celui de droite gît sur l'orifice et est atteint à l'autre (je dis le ventricule de droite, mais du côté gauche, car le cœur entier a son siège de ce côté) ; de plus, il a beaucoup d'ampleur et est bien plus grand que l'autre; il n'occupe pas l'extrémité du cœur, mais il en laisse solide le bout, et il est comme cousu par dehors. L'autre gît par-dessous principalement, et répond directement à la mamelle gauche, surtout, où le battement se fait sentir » [1].

L'auteur de cet opuscule décrit ensuite chacun des deux ventricules, l'artère pulmonaire (aorte) ainsi que les veines.

Père de la science du « vivant » — en fait, de la science en général (astronomie, physique, logique, biologie) —, Aristote nous donne, dans *Les parties des animaux*, un véritable traité d'anatomie et de physiologie comparées. Enseigné par le naturaliste Aristote dans son lycée cet ouvrage n'oublie aucun organe du corps humain. Il est inutile de nous attarder sur la description anatomique, véritable nouveauté pour l'époque (IVe siècle avant J.-C.), que la science moderne a autrement étudiée. En revanche, il est nécessaire de souligner l'importance qu'Aristote accorde au

---

1. Cf. P. Theil : *L'Esprit éternel,* T. Ier, p. 180.

« principe vital » sans lequel « la description de chaque organe serait incompréhensible » (641 a) [1].

Cependant, dans l'ancienne médecine, la description biologique du corps humain renvoie à la théorie des *humeurs*. En effet, pour Hippocrate, l'essentiel de la nature humaine est formé par les humeurs qui sont au nombre de quatre : sang, pituite, bile jaune, bile noire. Le secret du fonctionnement des organes de la vie dans leur aspect vertueux de la santé, ou vicieux de la maladie, se trouve dans la manière dont agissent les quatre humeurs. « Normalement, ces humeurs vivent en bonne intelligence et sont en équilibre : c'est la *crase*, qui correspond à l'état de santé. Mais que l'une ou l'autre devienne *intempérée*, c'est-à-dire exubérante ou prédominante : c'est la discrasie, qui est cause de la maladie. L'expression clinique de cette discrasie variera selon l'humeur qui est devenue intempérée, et l'organe sur lequel elle a jeté son dévolu [2]. »

La théorie des « humeurs » a régi la médecine depuis son origine jusqu'aux temps modernes. Tous les auteurs d'ouvrages anatomiques de l'Antiquité et du Moyen Age l'ont reprise afin d'expliquer le fonctionnement des organes de la vie du corps humain et l'origine de la maladie. C'est ainsi qu'après Celse et Galien, Nemesios (IV-Ve siècles) écrit : « Tout corps est formé des quatre éléments, et en est le produit. Les corps des animaux qui ont du sang sont formés immédiatement des quatre humeurs, savoir : du sang, de la pituite, de la bile blanche et de la bile noire; ceux des animaux qui n'ont pas de sang sont formés des autres humeurs,

1. Dans la philosophie d'Aristote, le principe vital n'est autre que l'âme. Ainsi, le corps est la « matière » qui est informée par l'âme, cette forme (*morphé*) absolue de la vie. De sorte que la science anatomique sans la présence de l'âme serait la « science » du cadavre, non pas du « vivant ».

2. P. Theil : *Introduction aux Aphorismes d'Hippocrate*, Paris, 1957, p. CI.

et de ce qui remplace le sang en eux. On entend par formation immédiate, celle qui se fait sans intermédiaire : c'est ainsi que les quatre humeurs sont formées des quatre éléments, et que les particules homogènes dont se composent les membres du corps sont formées des quatre humeurs. On assimile la bile noire à la terre, la pituite à l'eau, le sang à l'air, et la bile blanche au feu. Tout ce qui est formé des éléments est solide, liquide ou aériforme [1]. » Dans son *Etymologiae*, Isidore de Séville (560-636) rappelle que « toutes les maladies proviennent des quatre humeurs, c'est-à-dire du sang, de la bile jaune, de la bile noire et du phlegme... De même qu'il y a quatre éléments, aussi il y a quatre humeurs et chaque humeur imite son propre élément : le sang (imite) l'air, la bile jaune le feu, la bile noire la terre et le phlegme l'eau. Ainsi il y a quatre humeurs correspondant aux quatre éléments qui préservent nos corps » [2]. Dans les « visions » de son *Livre des œuvres divines*, Hildegarde de Rupertsberg (1098-1178) montre comment les humeurs déterminent l'état de santé ou de maladie du corps. Alphanus (1015-1085), médecin de la prestigieuse *Ecole de Salerne* (du IXe au XIIIe siècles), consacre un opuscule entier aux « Quatre humeurs du corps humain ». Dans ce texte d'inspiration galénique, il précise notamment la place de chaque humeur : le sang rend plus farouche, le fiel roux la rend plus audacieuse, le fiel noir la rend plus solide, et le phlegme la rend immobile. Quant aux maladies consécutives à l'« intempérance » des humeurs (excès, déséquilibre), Hippocrate a montré qu'à leur tour elles vont agir sur l'humeur concernée. D'où la modification (appelée *coction*, c'est-à-dire « cuite ») subie par l'humeur qui devient ainsi nocive. Dès lors, le médecin s'efforce d'aider le malade à éliminer sa « mauvaise

---

1. Cf. P. Theil : *L'Esprit éternel,* T. II, p. 45.
2. Cf. P. Theil : *L'Esprit éternel,* T. II, p. 77.

humeur ». Ainsi il va proposer des purgations, vomissements, saignées, etc. Dans le traité de l'« Ancienne Médecine », Hippocrate décrit la « coction » humorale : « Douleurs, inflammation, chaleur extrême, tout cela dure jusqu'à quand ? Jusqu'au moment où la fluxion s'épaissit par le travail de la coction, et où l'humeur qui s'écoule devient chassieuse. Avoir subi la coction, c'est, pour les humeurs, avoir été mélangées, tempérées les unes par les autres, et cuites ensemble... Toutes les humeurs, dans le corps, sont d'autant plus douces et d'autant meilleures qu'elles ont subi plus de mélanges, et l'homme se trouve en l'état le plus favorable quand tout demeure dans la coction et le repos, sans que rien manifeste une qualité prédominante. » Dans un autre traité (*De la nature de l'homme*), Hippocrate explique la différence des humeurs selon la réaction de chacun aux différents médicaments. « Donnez à un homme, écrit-il, un médicament phlegmagogue, il vomit de la pituite; un médicament cholagogue, il vomit de la bile; même de la bile noire est évacuée si vous administrez un médicament qui agisse sur la bile noire; enfin, blessez quelque point du corps de manière à faire une plaie, du sang s'écoulera. » Et, au paragraphe 15 du même traité : « ... C'est la bile noire qui donne (à la fièvre quarte) cet excès de durée et cette ténacité. La bile noire, en effet, est, de toutes les humeurs du corps, la plus visqueuse et celle qui se fixe le plus longtemps. Un signe montrant que les fièvres quartes ont un élément atrabilaire, c'est qu'elles sont plus fréquentes en automne et dans l'âge de vingt-cinq à quarante-cinq ans. Or cet âge est celui où l'atrabile domine surtout, et l'automne est la saison qui en favorise le plus la production. » Cette médecine, à base de science des humeurs, devait être mentionnée dans la *Flos medicinae*, ce poème d'une centaine de vers sur le « *Regimen Sanitatis* ». En effet, on y trouve une saisissante description de chaque type d'individu selon le tempérament humoral :

a) *Les gens sanguins.*

« Leur joviale humeur se lit sur le visage :
Cherchant avidement bruit nouveau, commérage,
Serviteurs de Vénus, de Bacchus favoris,
Ils aiment les bons vins, les longs repas, les ris.
Un embonpoint fleuri brille sur leur personne.
Facile aux doux propos, leur langue s'abandonne.
Leur esprit, à l'étude avec ardeur porté,
Triomphe de l'obstacle aisément surmonté.
Un motif sérieux pique seul leur colère;
Généreux, souriants d'aimable caractère,
Sur leur figure pleine éclate la gaieté,
Et son frais vermillon respire la santé.
Leur cœur, en chant joyeux exhalant son ivresse,
A la bonté facile unit la hardiesse. »

b) *Les gens bilieux.*

« Leur caractère ardent, vif, fougueux, irascible,
Sent de primer autrui le besoin invincible;
Disciples prompts, zélés, et mangeurs complaisants,
Leur taille longue pousse et croît en peu de temps.
Brûlant de parvenir, leur esprit magnanime
Des plus hautes faveurs cherche à gravir la cime.
Leur cœur hardi, prodigue, à l'astuce est porté,
Leur corps sec, grêle et jaune, est chétif de santé. »

c) *Les gens phlegmatiques.*

« Grâce au phlegme, la taille est courte, large, épaisse;
Dans la veine stagnante il verse un flot de graisse;

Pour l'étude sans goût, leur esprit sans désir
Chérit du sommeil seul l'insipide plaisir;
Ils s'y livrent entiers; leur triste intelligence
S'engourdit et s'endort. Une froide indolence,
Comme leurs sens glacés, éteint leur sentiment.
Paresseuse est leur marche et lent leur mouvement.
Ils crachent fréquemment. Sur leur face immobile
Au teint blafard s'étale une graisse inutile. »

d) *Les gens mélancoliques.*

« Marquons les traits distincts de la bible noirâtre :
Elle rend l'humeur sombre, amère, acariâtre.
Peu communicative; à l'étude assidu,
L'esprit d'un doux sommeil n'est jamais détendu,
Et couve ses projets d'une ardeur obstinée
Qui d'éternels périls se rêve environnée.
Leur humeur, envieuse et jalouse à l'excès,
Rit des revers d'autrui, s'irrite des succès;
Prompte à saisir, leur main à s'ouvrir est rétive;
Et la ruse se glisse en leur âme craintive... »

On mesure l'importance que revêt pour le médecin la connaissance de l'état humoral de l'individu : toute la thérapeutique en dépend. Que chez tous les peuples de la terre l'ancienne médecine ait découvert l'existence et la fonction physiologique des humeurs, la preuve nous en est donnée par les textes aussi bien chinois qu'aztèques. Chez les Hindous, « les perturbations intérieures par lesquelles se traduisent les maladies s'organisent suivant le principe des trois humeurs, ou « tridosha », qui sont *vâyu*, *pitta* et *kapha*, respectivement et communément traduites par vent, bile et phlegme. Ce système de tri-dosha constitue une sorte de biotypologie : chaque individu est influencé plus ou moins par l'une de ces trois sphères dont l'équilibre est la clé de la santé. C'est ainsi que le *vâyu* (l'air) agit sur les fonctions des systèmes nerveux central et sympathique, le *pitta* (le feu) désigne les fonctions du métabolisme et embrasse le processus digestif, la coloration du sang et la formation des diverses sécrétions et excrétions, le *kapha* (l'eau) représente le phlegme qui a la fonction de refroidissement et de préservation, ainsi que la production des différents fluides conservateurs » (mucus, synovie, etc.).

2. *Le malade et son médecin.*

L'ancienne médecine est née le jour où l'individu s'est senti rejeté de l'économie cosmique. Or ce qui le rendait inapte à la vie, c'est-à-dire à la santé cosmique, n'était autre que la maladie. Celle-ci était ressentie comme dysharmonie, déséquilibre, voire péché, donc souffrance. L'art de guérir, tout différent des autres *techniques* au service de la vie quotidienne (techniques de chasse, de travail, d'habitation, d'habillement, etc), se caractérise par ce fait pressant : un homme souffre dans son corps, sa vie est en danger. Il faut donc connaître la cause de son mal, la combattre et replacer l'individu dans le circuit universel de la vie.

Galien, médecin grec de Pergame (IIe siècle), a consacré plusieurs chapitres de son traité de pathologie intitulé *Des lieux affectés*, à la douleur. La première remarque qu'il fait... concerne la « sensation désagréable » que provoque la douleur. Ensuite, il constate que la douleur est souvent provoquée par un état inflammatoire, un abcès ou une irritation d'un viscère. Le médecin écoute le malade qui, « pour exprimer sa souffrance, dit qu'il lui semble sentir, tantôt la piqûre d'une aiguille, tantôt la perforation du trépan; d'autres fois, il se croit rompu, déchiré, ou bien c'est un sentiment de tension ou de traction, ou une sensation de pesanteur telle que ce poids semble pendre des parties situées au-dessus, ou presser sur les parties environnantes » [1]. On peut classer plusieurs sortes de douleurs : « Il y a une espèce de douleur qui existe par elle-même dans la partie souffrante, par suite d'une altération anormale de la crase, indépendamment de toute influence extérieure. Une autre, qui résulte de la tension, n'appartient pas exclusivement à la partie souffrante, mais est due quelquefois aux parties voisines. Une autre espèce est provoquée par le contact des corps extérieurs sur la partie souffrante, lorsqu'il y a compression, confusion, blessure, par un corps étranger qui produit la douleur. Quant à cette espèce de douleur qui résulte du mouvement, elle est produite par quelque cause intermédiaire, ainsi qu'il a été dit plus haut au sujet de l'artère. La partie qui se meut d'elle-même s'étend aussi, et alors elle est comprimée, écrasée ou lésée par les parties voisines avec lesquelles elle se trouve en contact : et si ce contact n'a pas lieu, la tension seule produit forcément la douleur, car toutes les parties qui sont mises en mouvement par d'autres, à moins qu'un corps étranger ne les touche, n'éprouvent d'autre douleur que celle qu'elles doivent nécessairement éprouver [2]. »

Contraire de la joie de vivre, la douleur est le signal d'une maladie. C'est au médecin de diagnostiquer le mal et d'essayer de le combattre. Or l'ancienne médecine a classé les maladies selon leur « nature », c'est-à-dire la chance et les moyens de guérison. Dans le papyrus Ebers, il est indiqué au médecin s'il peut ou non traiter un malade qui souffre, selon le groupe pathologique du mal. A chaque fois, après le diagnostic, le médecin dit : « C'est une maladie

1. Cf. P. Theil, *op. cit.*, T. Ier, p. 335.
2. *Id.*, *Ibid.*, p. 334.

avec laquelle je vais combattre. » Ensuite, on lui indique le remède à appliquer.

La médecine des *Védas* (l'« Ayulvedic ») cite le nom d'un sage hindou, Bara Davassar, qui a été chargé par les fils du dieu Soleil de grouper par catégories pathologiques les maladies déjà énumérées dans le long poème d'un certain Tacha Bara Djabady. Le sage en établit sept chapitres, à savoir :

a) maladies internes ou curables par des thérapeutiques ingérables,
b) maladies de l'enfance et du premier âge,
c) maladies curables par incantations et prières,
d) maladies de la tête, de la face, jusqu'au cou,
e) maladies « où l'on coupe » (chirurgicales),
f) maladies des organes génitaux,
g) intoxications par minéraux, végétaux ou animaux [1],

Il paraît que le dieu Indra avait trouvé que cette division pouvait se réduire à deux groupes de maladies : pathologie interne et pathologie externe.

Pour les Chinois, la pathologie renvoie à deux lois qui résument à la fois la souffrance, l'affection et la portée « morale » du mal. Il s'agit de la loi d'*empiètement* et de la loi de *mépris* dont le rôle nuisible s'exerce contre l'équilibre physiologique de l'organisme. Ainsi, la loi d'empiètement résulte d'une exacerbation de la loi de destruction. Cette dernière permet le passage « productif » d'un état « élémentaire » à un autre pour le plus grand bien de la physiologie [2]. Quand il y a « loi d'empiètement », la destruction va

1. Cf. Claudine Brelet-Rueff, *op. cit.*, p. 129.

2. Rappelons que le mocrocosme humain est constitué de cinq éléments, à savoir : feu, terre, métal, eau, bois. Il y a passage de l'un à l'autre, donc production, grâce à la *loi de destruction*. C'est à celle-ci que s'oppose la *loi pathologique* («empiètement» ou « mépris »).

plus loin : elle se retourne contre l'élément produit lui-même. De même, la loi de mépris fait qu'un élément en grande plénitude se tourne contre l'élément qui, normalement (c'est-à-dire à l'état physiologique), le produit. Le dysfonctionnement pathologique de l'organisme est provoqué par l'attitude de « mépris » de l'élément abondant qui détruit l'élément dont il dépend. Le feu, par exemple, résiste à l'eau (qui doit l'éteindre) dès lors qu'il est en grande quantité, de sorte que c'est l'eau qui est détruite (par évaporation).

La maladie qu'annonce la douleur est là : il faut que le médecin donne son avis sous la forme de diagnostic et de pronostic. A l'instruction philosophique de la vie cosmique (ses éléments, son devenir, ses rythmes), il faut qu'il ajoute des connaissances d'ordre biologique car les organes de la vie sont atteints. Mais il y a davantage. Comme l'écrit Hippocrate dans *La Loi* (paragraphe 2), « celui qui veut acquérir une connaissance profonde de la médecine doit réunir avec équilibre un ensemble de conditions. Il doit présenter des dispositions naturelles et suivre un enseignement approprié, un lieu favorable aux études; *son instruction doit commencer dès l'enfance;* il doit posséder l'amour du travail; il faut enfin le temps nécessaire ». Surtout, Hippocrate n'oublie pas la condition *sine qua non* de tout futur médecin : engagement au service du malade. Protéger la vie, c'est l'esprit qui anime le *serment* hippocratique : « Dans toute la mesure de mes forces et de mes connaissances, je conseillerai aux malades le régime de vie capable de les soulager et j'écarterai d'eux tout ce qui peut leur être contraire ou nuisible. Jamais, je ne remettrai du poison, même si on me le demande, et je ne conseillerai pas d'y recourir. Je ne remettrai pas d'ovules abortifs aux femmes. »

La vie est sacrée : ni poison, ni avortement, ni intervention thérapeutique qui pourraient mettre cette vie en danger. On voit que, pour Hippocrate, l'art de guérir est avant tout la « science éthique » du malade. Même l'aspect « professionnel » (comme travail rémunérateur) passe au second plan : « Dans toute maison où je serai appelé, je n'entrerai que pour le bien des malades. » Peu importe s'il peut ou non le rémunérer. Le grand maître Chakava de la médecine védique impose le même principe : « Le médecin ne doit traiter ses malades ni pour gagner de l'argent ni pour obtenir aucun avantage matériel. En cela, le travail du médecin est supérieur à celui de toutes les autres professions. Ceux qui vendent leur traitement comme une marchandise négligent l'or du véritable trésor pour chercher de la poussière. » C'est peut-être là qu'il faut voir le premier des « secrets » de la guérison dans l'ancienne médecine.

Si « l'objet de la médecine est la santé, et non l'avènement du discours » (comme l'écrit le poète Francesco Petrarca dans l'une de ses lettres au pape Clément VI), il faut que le médecin apprenne à connaître les maladies qui affectent l'individu ainsi que les remèdes destinés à les combattre. Dans l'antiquité, on était médecin de père en fils : c'est la tradition « hippocratique ». Marcellus Empiricus (fin du IVe siècle) explique à son fils (dans la *Carmina medicinae*) comment reconnaître les maladies et utiliser les remèdes qu'il propose (dans « *De Medicamentis* »). Soranos d'Ephèse (IIe siècle) s'adresse également à son fils en ces termes : « La plupart des médecins, fréquemment, ne savent pas jusqu'à quel moment ils doivent tenir la main du malade et se trompent faute d'avoir fait un bon examen. Je te prie donc, mon cher fils, d'acquérir une discipline d'examen. Une fois cette méthode fixée, connaissant les causes d'erreur, tu éviteras de te tromper. C'est pourquoi, au chevet du patient, il faudra te placer de manière à bien voir son visage (ou son regard). » C'est du reste le *Traité des maladies chroniques* de cet auteur qui a servi à l'enseignement de la médecine vers la fin du Moyen

Age. Il s'agit en effet du *Horus Isagore Sorani* (ce qui veut dire : « Définition abrégée selon Soranos ») conçu sous la forme de questions et de réponses. Voici quelques exemples d'enseignement médical :

Question : Qu'est-ce qu'une veine ?
Réponse : Un vaisseau simple où est le sang par lequel nous sommes nourris et par lequel « circum tegiter ».
Question : Qu'est-ce qu'une artère ?
Réponse : Un vaisseau triple où sont les esprits vitaux qui ralentissent le pouls.
Question : Qu'est-ce que la graisse ?
Réponse : C'est la coagulation des humeurs qui entourent les viscères : cette coagulation résiste au froid, au chaud, au sec et à l'humidité.
Question : Qu'est-ce que les calculs ?
Réponse : Ce sont des pierres de la vessie et des reins qui viennent des mauvaises humeurs.

Il n'y a de mauvais médecins que parmi ceux qui se sont targués du titre sans être passés par l'étude et la pratique auprès d'un maître. La *Flos medicinae* dénonçait cette race de « médicastres » (les faux guérisseurs de l'époque), en des termes hauts en couleurs : « Ignorant, charlatan, histrion, imposteur, faussaire impudent, marchand de savon, baigneur imbécile, absurde alchimiste. » Ils devaient être nombreux ces faux médecins sans esprit clinique puisque Pétrarque, qui avoue ressentir « pour son corps un certain amour », a décidé de ne plus recourir au médecin. « Le meilleur moyen de guérir, écrit-il à son ami Boccace, c'est de se passer de médecin. » Il n'empêche qu'à la fin de sa lettre, il reconnaît qu'il ne peut haïr ni la médecine, ni les médecins [1].

La souffrance déclenche l'appel au médecin. Pour diagnostiquer le mal, le praticien de l'ancienne médecine ne dispose évidemment pas des techniques d'exploration biologiques ou radiologiques. Il reste au niveau de la nature visible (macroscopique) : à lui de comprendre et d'interpréter les signes de la maladie.

Le premier de ces signes est la fièvre. Dans le premier livre des *Epidémies*, Hippocrate décrit les diverses sortes de fièvres : « Les unes sont continues, les autres continues avec rémission ayant ou le redoublement le jour et la rémission la nuit, ou l'accès la nuit et la rémission le jour; d'autres sont hémétritées, tierces, quartes, quintanes, septanes, nonanes. Les maladies les plus aiguës, les plus considérables, les plus pénibles, les plus funestes, sont dans la fièvre continue. La fièvre quarte est de toutes la plus sûre, la plus supportable et la plus longue : outre ces caractères de bénignité qu'elle a en elle-même, elle peut encore mettre une fin à d'autres graves maladies. Dans la fièvre appelée hémitritée, il survient aussi des maladies aiguës, et de toutes les autres elle est la plus funeste, attaquant surtout les phtisiques et les personnes atteintes d'affections de longue durée. La fièvre continue nocturne n'expose pas à un très grand danger de mort, mais elle est longue; la fièvre continue diurne dure encore davantage : il est même des malades chez qui elle incline vers la phtisie. La fièvre septane est longue, mais elle n'est pas dangereuse; la fièvre nonane est encore plus longue, mais elle est aussi sans péril. La fièvre tierce, exquise, se juge très promptement et ne cause pas la mort. La fièvre quintane est la plus mauvaise,

1. L'image du médecin qui pratique davantage l'« ornement du discours » (en l'occurrence scholastique) que l'esprit clinique a été ridiculisé par Molière. Ce type de médecin est incarné par Diafoirus.

car, survenant chez des personnes menacées ou déjà atteintes de phtisie, elle les emporte. » Le texte hippocratique sur les fièvres est resté le dogme de l'ancienne médecine jusqu'à la découverte des microbes. Cependant, le second moyen de diagnostic dont l'importance est presque aussi grande que l'étude des fièvres, c'est l'étude des urines. Nombreux, en effet, sont les livres qui portent le titre : *Des urines* (regulae urinanum) dans l'ancienne médecine. Hippocrate avait déjà écrit « le caractère des urines, des selles et des sueurs permet de reconnaître si la maladie sera grave ou bénigne, courte ou longue » (*Aphorisme 12*). Mais déjà les tablettes assyro-babyloniennes (VIIIe siècle avant J.-C.) révèlent l'importance des urines dans le pronostic de guérison :

39 — Si ses urines sont rouges : « main » du « nom » (?) de son dieu : il guérira.

40 — Si ses urines sont vertes : sa maladie sera longue; ditto : il est consumé d'une fièvre de sécheresse; il mourra.

41 — Si ses urines sont noires : il est « touché » d'une « touche » mortelle : il mourra.

43 — Si ses urines sont constamment retenues : il mourra.

47 — Si ses urines sont comme de l'eau : sa maladie sera longue, mais il guérira.

49 — Si ses urines sont comme du vin : sa maladie sera pénible, mais il guérira.

50 — Si ses urines sont comme du lait : il guérira[1]. »

Pline l'Ancien (Ier siècle) ne dit pas autre chose : « De l'urine, on tire des pronostic pour la santé. Si elle est blanche, puis jaune le matin, elle indique d'abord que la diges-

1. Cf. P. Theil, *op. cit.*, T. I, p. 35.

tion se fait, puis qu'elle est faite. L'urine rouge est d'un triste pronostic; noire, c'est pis encore. Si elle forme des bulles et qu'elle soit chargée, c'est encore un mauvais signe; quand elle dépose un sédiment blanchâtre, on est menacé de quelque mal dans le voisinage des viscères ou des articulations; verte, elle annonce une maladie intestinale; pâle, une affection bilieuse; rouge, une altération du sang; mauvaise urine encore, que celle où s'aperçoivent des taches sales ou de petits nuages. L'urine blanche ou trop claire est malsaine aussi; celle qui est épaisse et d'une odeur forte annonce la mort; même signe si, chez les enfants, elle est sans consistance et trop délayée [1]... »

Le salernitain Maurus (XIIe siècle) rédige un véritable traité de diagnostic selon les urines et les fièvres (*De urinis et febribus*). Toutes les maladies sont expliquées à partir des signes révélés par la couleur de l'urine ou le type de fièvre. Le *Regimen Sanitatis* — poème de santé — donne des conseils sur la manière de préparer l'urine destinée au diagnostic :

« Veux-tu que le docteur à loisir l'examine ?
Qu'un flacon transparent garde au matin l'urine,
Fraîche, entière, avant l'heure où tu prends ton repas.
Dès que luit le soleil, ne la transvase pas,
De crainte que, le jour, la chaleur ne l'altère
Conserve d'autre part la solide matière,
Ou note l'aliment que ton repas t'offrait. »

Une fois que le diagnostic est établi, le praticien de l'ancienne médecine procède au traitement.

1. *Histoire Naturelle,* livre 28, ch. XIX, 6.

Quelle sera la nature des moyens thérapeutiques dont il dispose ? Le chapitre suivant tente d'y répondre, en se limitant à quelques exemples à titre de documentation culturelle. Car la « science » thérapeutique de l'ancienne médecine n'est plus, en tant que connaissance scientifique du moins, d'aucun secours au médecin du XXe siècle.

VI

LES THÉRAPEUTIQUES DE LA VIE

Les secrets de la guérison dans l'ancienne médecine sont d'ordre « doctrinal » et « thérapeutique ». La doctrine, nous l'avons vu, consiste dans une vision qui intègre l'individu dans l'harmonie universelle de la vie cosmique. Cependant, le microcosme, étudié indépendamment, permet une « science », non moins naturelle, des organes de la vie biologique et de leurs maladies. C'est ainsi que se pose le problème de la thérapeutique naturelle : la santé n'est-elle pas, et avant tout, la *vertu* de la vie ? L'homme n'est-il pas « sain », au sens cosmique du terme, dans la mesure où il aspire à la sainteté ? Le *Livre de Job* ainsi que son modèle babylonien (*Le Juste souffrant*) illustrent bien le rapport inextricable entre la santé et l'innocence, la maladie et le péché contre la vie. Dès lors, les thérapeutiques en vue de la guérison « naturelle » peuvent être classées en deux catégories : thérapeutiques d'ordre général et thérapeutiques d'ordre spécifique. Les premières décrivent les méthodes de guérison et les moyens médicamenteux pour autant qu'ils concernent l'individu dans sa totalité. Les secondes concernent les thérapeutiques des organes de la vie dont le praticien a diagnostiqué la maladie. Elles ressemblent davantage à la médecine moderne, sans que leur efficacité ait la même valeur. Cela, parce que la science clinique est bien pauvre, bien que méritoire...

1. *Les thérapeutiques générales.*

Le principe de la guérison dans l'ancienne médecine devait se limiter à la seule « parole » ou au seul « geste » thérapeutique. A l'instar de Jésus, il suffisait au médecin de dire au malade : « Va et ne pèche plus » pour que celui-ci soit débarrassé de son mal. Evidemment, l'acte médical serait en fait un miracle, le miracle de la vie revenue à soi. Dans l'antiquité biblique, l'imposition des mains avait le sens à la fois d'une bénédiction et d'une œuvre de santé. Quelquefois le regard suffisait pour faire disparaître la douleur ou le mal. Moïse façonne, sur le conseil de Dieu, un serpent d'airain qu'il place sur l'étendard du peuple juif. De sorte que « si un homme était mordu par quelque serpent, il regardait le serpent d'airain et restait en vie » (*Nombre* 21, 9).

Cependant le praticien des temps jadis fait appel aux moyens que lui offre la nature, car celle-ci est la vie cosmique et porteuse de forces et de vertus vitales. L'idéal serait de trouver la *substance unique*, la panacée universelle. On sait, en effet, que le médicament dit « naturel » agit grâce au principe *caché* de la nature (« qui aime à se cacher », disait l'obscur Héraclite). Jusqu'au XVIIIe siècle, soit pendant plusieurs milliénaires, la médecine a cherché la panacée plutôt que le médicament (au sens moderne du terme). Car c'est moins l'organe spécifique localisé que le praticien guérit, que la vie de son malade. Ainsi, la thérapeutique doctrinale qui régit l'ancienne médecine atteste qu' « il n'y a pas dans le monde une forme de maladie, un visage du mal qu'on ne puisse effacer, si on a la chance de trouver son antidote, qui ne peut d'ailleurs manquer d'exister, mais peut être dans un canton infiniment reculé » [1]. La pharmacopée ancienne — qui du reste a persisté ces trois derniers siècles malgré le rationalisme médical — est une sagesse cosmique que les praticiens ne peuvent ignorer. D'où l'intérêt que l'on porte à toute substance naturelle susceptible de devenir l'antidote universel, tels que les végétaux, les pierres ou certains produits animaux. Ainsi la thérapeutique médicamenteuse de l'ancienne médecine est tour à tour, ou à la fois, une phytothérapie, une lithothérapie ou une zoothérapie. Tout est bon pour que la vie naturelle rejoigne la vie (en difficulté) de l'individu. Aujourd'hui encore on consacre maints livres aux « plantes qui guérissent ». La liste de ces porteuses de santé est impressionnante. Chez les « anthroposophes » partisans de la médecine comme « sagesse » (plutôt que comme technique) —, comme pour les médecins védiques, alchimistes, sans parler des « spagyrites » d'antan et d'aujourd'hui, chaque plante dévoile ses vertus. Le romarin guérit le diabète, l'épinard combat l'anémie, l'arnica a des effets bénéfiques sur le système nerveux, l'absinthe combat la dyspepsie. Cassiodore (490-585), ministre des rois ostrogoths, auteur de l'*Institution des lettres humaines* (qui traite des sept arts libéraux), conseille de se rapporter au célèbre livre de Dioscoride Pedanius sur « La matière médicale ». Il s'agit d'un traité des plantes, donc d'une « botanique » (au sens que lui a donné Théophraste), mais qui chaque fois débouche sur la phytothérapie. Ainsi, par exemple, après avoir décrit la vigne sauvage, Dioscoride écrit : « La racine bouillie dans l'eau et bue dans deux

1. M. Foucault : *Histoire de la folie,* p. 319.

cyathes de vin, trempée en eau marine, purge l'humidité du corps, et à cette occasion on la donne aux hydropiques. Sa grappe enlève les défauts et les taches de la peau de la face et de tous autres lieux [1]. »

La médecine par les plantes a été pratiquée notamment au Moyen Age. Ce sont les fameux « simples » que le moine-jardinier —en fait le « frère infirmier » — cultive dans le petit jardin du couvent. On connaît le célèbre ouvrage du bénédictin Walafried Strabo (806-849) intitulé *Hortulus* (le « jardinet »), poème didactique en 495 vers (26 chapitres), où il chante les plantes pharmaceutiques que le moine du Moyen Age cultive dans son jardinet. Déjà Charlemagne (742-814) avait ordonné dans une « Capitulaire » (de 805) que l'on cultive les plantes médicinales (*volumus quod in horto omnes herbas habeant*). Dans cet esprit, le Souabe Strabo parle des vingt-trois simples les plus utilisés en phytothérapie, à savoir : sauge, rue, aurore, citrouille, melon, absinthe, marrube, fenouil, iris, linèche, cerfeuil, lis, pavot, sclarée, menthe, pouliot, ache, bétoine, aigremoine, cataire, ambroise, radis et rose. Voici, par exemple, le fenouil : « Ne taisons pas non plus l'honneur du fenouil, qui s'élève d'une forte souche et étend largement les bras de sa ramure. Il ajoute un goût agréable à une agréable odeur. On dit qu'il guérit les yeux que déjà envahissent les ténèbres, et c'est sa graine que les chèvres, devenues mères et produisant trop de lait, doivent prendre pour réduire l'enflure de leurs mamelles. Il a aussitôt fait de supprimer l'héritage des ventres embarrassés. De plus, sa racine, mélangée à la ligueur de Bacchus, chasse, dès qu'elle est bue, les oppressions de la toux [2]. »

De cette pharmacie primitive, les médecins de l'Ecole

1. Cf. P. Theil, *op. cit.*, T. Ier, p. 272.
2. Cf. P. Theil, *op. cit.*, T. II, p. 104.

de Salerne ont tiré un véritable « Vidal »[1]. Connu sous le nom de « Tables de Maître Salernus », ce catalogue classe les plantes — devenues désormais des « éléments » — par famille thérapeutique : les purgatifs du sang, les diurétiques chauds, les vomitifs légers, les astringents, les herbes sudorifiques, les plantes qui agissent contre les poisons, etc. Les *Tables* indiquent aussi la manière de préparer et d'administrer l'élément médicamenteux.

Certaines plantes ont joui d'une attention particulière. Sans qu'elles soient de véritables panacées, ces herbes porteuses de vie se sont vite imposées dans la thérapeutique ancienne. C'est le cas de *l'ellébore*, l'un des médicaments les plus employés dans la phytopharmacie hippocratique. On l'utilise alors pour traiter toutes sortes de maladies : douleurs, pleurésie, fluxions, hémorroïdes, fractures, luxations, choléra, affections rénales, catarrhes, etc. Il y avait deux sortes d'ellébores : *l'ellébore blanc*, dont la racine était utilisée comme vomitif et sternutatoire, et *l'ellébore noir* utilisé surtout comme purgatif... et comme médicament de la folie. On sait également que la plante est très toxique à cause d'une glucoside (l'*helléboréine*) dont l'action physiologique se rapproche de celle de la digitaline. Il en est de même de l'*opium*, véritable médicament universel de l'ancienne médecine, et même de la médecine moderne (du XVIIIe-XIXe s.)[2]. P. Hecquet, auteur d'une *Réflexion sur l'usage de l'opium* (1726) estime que la drogue guérit « par une vertu de la nature », qu'en elle a été déposé un secret qui la met en communication directe avec les sources de la vie. Il y a comme des « esprits » dans l'opium qui rendent la santé au malade. Du reste, la fameuse *thériaque* de l'antiquité (électuaire

1. Le « Vidal » est le livre des produits pharmaceutiques en usage auquel se réfèrent les médecins de nos jours, car chaque médicament a sa fiche « thérapeutique » (formule, posologie, dosage, effets, etc.).
2. L'utilisation de l'opium remonte au néolithique.

composé de quelque 60 substances) doit son efficacité (entre autres, contre la morsure des serpents) à la forte dose d'opium qui entre dans sa composition.

La médecine précolombienne était également basée sur l'utilisation des plantes. Les Aztèques connaissaient, semble-t-il, quelque 12 000 espèces d'herbes curatives (les « *patli* »). Les feuilles d'agave (ou *maguey*) sont toujours utilisées (en médecine dite « populaire ») comme emplâtres mais aussi contre les maladies vénériennes.

Les métaux font également partie des substances thérapeutiques. Ce sont surtout les alchimistes qui ont relevé le caractère bienfaisant des oligo-éléments tels que l'or, le sel marin, le cuivre, le fluor, le cobalt, le silicium. Leur vertu vitale provient aussi de leur parenté avec les astres dont on connaît l'influence qu'ils exercent sur la santé des individus. A l'instar de l'ellébore ou de la thériaque, l'*antimoine* a joué un rôle primordial dans l'ancienne médecine, car il a été, à lui seul, une vraie pharmacie : vomitif, purgatif, dépuratif, sudorifique, diurétique, baume, emplâtre. Ce métalloïde, qui ressemble à l'arsenic, bien que déjà utilisé par Hippocrate, a été redécouvert par le médecin-alchimiste Paracelse au XVIe siècle. Aussitôt un médecin français, de La Rochelle, appelé Loys de l'Aunay, a vanté « les facultés et vertus admirables et divines de l'antimoine ». La Faculté déclare alors la guerre à l'antimoine. Dans la déclaration du 29 juillet 1566, il est écrit que : « l'antimoine est un poison, lequel doit être mis au rang des simples qui ont une qualité venimeuse et lequel ne peut être tellement corrigé par aucune correction, que sans danger très grand on le puisse prendre dedans le corps ». Un siècle plus tard, Jean Chartier, médecin de la reine d'Angleterre, fait paraître un ouvrage (en 1659) qu'il a intitulé : « *La Science du plomb sacré ou de l'antimoine* » dans lequel il a déclaré « qu'il n'est pas sous le ciel de médicament plus sublime ».

A la même époque, en France, on soigne avec des pilules d'antimoine, très en honneur auprès des grands de la Cour, ce qui n'empêche pas Molière d'être sévère à l'égard de la drogue dans son *Don Juan :*

Sganarelle. — Il y avait un homme qui depuis six jours était à l'agonie, on ne savait plus que lui ordonner et tous les remèdes ne faisaient rien. On s'avisa enfin de lui donner de l'antimoine.

Don Juan. — Il réchappa, n'est-ce pas ?

Sganarelle. — Non, il mourut.

Don Juan. — L'effet est admirable.

Sganarelle. — Comment ! Il y avait six jours entiers qu'il ne pouvait mourir, et cela se fit tout d'un coup : voulez-vous rien de plus efficace ? »

Scarron s'en mêle à son tour en préfaçant la *Stimmimachie* (ou « le grand combat des médecins modernes touchant l'usage de l'antimoine ») d'un certain Carneau. Finalement, le Parlement prononce le 16 avril un arrêt en faveur de l'antimoine. Dès lors, « il est permis à tous docteurs-médecins de se servir dudit vin émétique pour les cures des malades, d'en escrire et disputer ». Cependant, à l'instar du tableau des substances toxiques d'aujourd'hui, les apothicaires ne peuvent le vendre que sur ordonnance. La brave Madame de Sévigné ne cesse de recommander l'antimoine à sa fille...

Devant le développement pharmaceutique des drogues, les auteurs de la fin du Moyen Age (XIIe siècle) composent des ouvrages intitulés couramment des « *Antidotaires* ». Il s'agit de véritables formules pharmacologiques, c'est-à-dire de recueils de formules magistrales. Utilisés par les médecins dans leur pratique thérapeutique, ces antidotaires ne cessent de s'enrichir au cours des siècles. Ainsi on passe des « Jardinets » des moines du haut Moyen Age ou de la « Bénédiction » des Remèdes (VIIIe-XIIe siècles) à un véritable bréviaire pharmaceutique.

Le plus célèbre antidotaire est attribué à un certain Nicolas Praepositus, nom qui désigne, en fait, le « chef » (*praepositus*) de l'Ecole de Salerne. L'auteur indique le « médicament » et ses effets curatifs. Ensuite, il donne la recette de la préparation magistrale. Voici, par exemple, le *mitridatum :*

« Le mithridate est bon contre le mal de tête dû à un refroidissement; contre les maux d'oreilles, de dents, du palais, et contre tout mal de bouche lorsqu'on l'applique sur le siège de la douleur. Prendre : de l'encens, de la chenillette, de la myrrhe, de la gentiane, aa six drachmes; quatre drachmes d'opium; trois de safran, de l'euphorbe, de l'aristoloche longue, aa une drachme; du miel en suffisante quantité [1]. »

L'antidotaire de Nicolas a été mis au point par Nicolas le Myrepse (1204-1285) dans son livre : *De compositione medicamentorum.* D'où la confusion entre les deux « Nicolas ».

De son côté, Guy de Chauliac, médecin et chirurgien des Papes d'Avignon (XIIIe-XIVe siècles), a établi lui aussi un court *Antidotaire* qui contient quelque 200 médicaments classés sous forme de dictionnaire (de A à Z). Cependant jusqu'au XVIIIe siècle on continue à suivre les formules de l'*Antidotaire Nicolas* déjà riche de 2 566 médicaments. Les apothicaires s'y conforment, tout en respectant

1. Celse (Ier siècle avant J.-C.) avait déjà décrit dans *De Medicinae* la composition de l'Antidote de Mithridate, notamment : gomme, suc d'acacia, d'iris, d'Illyrie et de cardamone, nard de Gaules, racine de gentiane, feuilles de roses sèches, larmes de pavot, de persil, de livèche, racine de safran, de gingembre, de canelle, etc., le tout broyé et incorporé dans du miel. On en fait des pilules dont on se sert contre le poison.

(conformément aux Statuts de 1696) le code de déontologie pharmaceutique, notamment « d'exécuter de point en point les ordonnances des médecins, n'y ajouter, n'y diminuer, en tant qu'elles seront faites selon l'art ». Quant au « peuple », il se contente des « trésors » et autres « almanachs » qui perpétuent la tradition thérapeutique de l'ancienne médecine à l'âge des plantes et des remèdes naturels. Le plus connu est le *Trésor des Pauvres* rédigé par Pierre (Julien) d'Espagne, qui n'est autre que le pape Jean XXI (1213-1288). De même, le *Calendrier de Bergers* (imprimé en 1491) est un almanach qui contient une foule de renseignements d'ordre pastoral et sanitaire. Le berger apprend les signes de la maladie ainsi que le traitement naturel pour se soigner.

Après les « *substances* » (« éléments », « remèdes », « antidotes »), la thérapeutique de l'ancienne médecine a recours à des méthodes-types pour soigner le malade. Ce sont les vomissements provoqués, les purgations, la saignée, les cures de sommeil ainsi que l'apucuncture (médecine chinoise).

a) *Les vomissements.*

Hippocrate a beaucoup insisté sur les vomissements, spontanés ou provoqués, en soulignant leur utilité pour évacuer les humeurs « cuites » (les dépôts toxiques). Plusieurs *Aphorismes* en parlent en termes de diagnostic et de thérapeutique :

— *Section I, Aphorisme 2 :* « Les dérangements de ventre et les vomissements spontanés ont un effet utile lorsqu'ils ont pour résultat de purger le corps : alors le malade est soulagé. Sinon, ils aggravent son état. Il en est de même des évacuations provoquées; si elles font effet, elles sont utiles et soulagent le malade ; sinon, elles le fatiguent. Pour savoir si elles sont indiquées ou non, il faut tenir compte du pays, de la saison, de l'âge du malade et de la nature de sa maladie. »

— *Section I*, *Aphorisme 21* : « Favorisez les évacuations nécessaires, quelles qu'elles soient, et aidez-les à prendre la voie convenable. »

La *Troisième Table* de Maître Salernus donne la liste des « vomitifs légers » (sève de sureau, semence de rave, semence de radis, vinaigre avec eau et huile, persicaire), des « vomitifs forts » (safran, noix vomique, lait de figue, nard sauvage, tournesol, etc.) et des « vomitifs *forinsecis* » (fiels de taureau, de chien, de porc et de lièvre). L'*Abrégé* qui complète les Tables développe le chapitre sur les vomitifs. Ainsi, par exemple, « le vin qui provoque le vomissement s'obtient ainsi : des racines de chêne-liège et d'autres médecines simples d'un poids de quatre onces sont bouillies avec deux litres de vin, le vin est ensuite filtré et mélangé avec deux litres d'un autre vin avec lequel on mélange également quatre onces de miel ayant reposé. On filtre l'ensemble à travers un petit sac au-dessus d'un vase propre. Sur l'embouchure du vase est posé un morceau d'étoffe avec du safran d'Orient pour que le vin tombant du sac passe par le safran et soit ainsi clarifié. Donnée à boire, cette potion fait vomir » [1]. Inversement, pour maîtriser un vomissement excessif, on place un cataplasme astringent en haut de l'estomac. Pour confectionner le cataplasme, il faut : « De la résine de lentisque, d'olivier, de la gomme arabique, de la noix muscade, de la cendre, de la galanga pour environ une once ; faire bouillir avec deux litres de vinaigre, imbiber une éponge qui, passée trois ou quatre fois sur l'estomac, maîtrise le vomissement ; pour les tempéraments délicats, le vomisse-

1. Cf. P. Theil, *op. cit.*, T. II, p. 282.

ment sera plus facile si l'on prend de l'eau de rose cuite avec du gariophile. »

b) *Les purgations.*

Quand le corps est chargé, il est bon de le purger « par en bas ». Mais encore faut-il savoir comment purger un organisme malade. Hippocrate pense même « qu'il est difficile de purger les bien-portants » du fait qu'on risque de porter atteinte aux humeurs qui ne sont pas « cuites ». Il est vrai que, dans l'ancienne médecine hippocratique, les « évacuants » (appelés *Pharmakon* ou *Katharsis*) étaient non seulement très forts mais aussi fabriqués avec des plantes riches en glucosides dangereux. D'autre part, « il faut purger en hiver » (*Aph. 4*, Section IV). Hippocrate recommande aussi de ne pas purger un malade qui éprouve une sensation de soif. Contre la constipation, le *Liber medicinalis* d'un auteur romain du IIIe siècle prescrit un remède de bonne femme : « Prenez de l'alun que vous envelopperez dans un flocon de laine, et appliquez-vous ce spécifique sur le ventre, ou contentez-vous de manger de l'hièbe cuite; ou bien encore, buvez du lait de chèvre combiné avec du vin miellé et du sel. Cependant le lait de cavale est préférable; il passe même pour avoir plus de force que le lait d'ânesse. » Quant à la *Première Table* de Maître Salernus, elle donne la liste des purgatifs selon le type d'humeur à évacuer : les cerises, la prune ou la violette pour purger le sang, le melon, la cuscute ou le laurier pour purger le phlegme, la rhubarbe ou l'aloès pour écouler la bile, le fenouil vieux ou la sève de racine d'hyeble pour évacuer l'atrabile. L'*Abrégé* consacre un paragraphe aux « laxatifs » qui concernent non seulement la purgation (les « déjections ») mais aussi la saignée, la cautérisation ou la sueur.

A la purgation est lié le nom de *clystère* qui caractérise une méthode suivie par l'ancienne médecine. Guy de Chauliac prétend que « le nom clystère vient de l'oiseau nommé cigogne, parce que lorsqu'il a une douleur il prend de l'eau de mer dans son bec et se la jette par-derrière » [1]. Le clystère mollitif se fait avec de la décoction de mauves, ou de son maigre (deux livres), de l'huile (1 livre), du sel (deux drachmes). Il y a aussi des clystères « mondifictifs », des clystères « restrictifs ». On les fait avant le manger, de la façon suivante : « Le patient, quand il le doit recevoir, se tiendra courbé sur ses genoux, sa ceinture posée, et tiendra la bouche ouverte. Et, après qu'il l'aura pris, qu'on lui frotte le ventre; qu'il se tourne sur le côté douloureux, et qu'il le retienne l'espace d'une heure ou deux, ou même tant qu'il lui sera possible. »

Le *Regimen Sanitatis* a chanté dans une trentaine de vers l'emploi du clystère ainsi que ses limites :

« Des intestins d'abord il extrait la matière,
Il guérit la colique et les vents, et du cœur
Et des reins et du foie apaise la douleur.
Mais si, dans l'estomac, l'aliment indigeste,
Sans mesure absorbé, cause un trouble funeste,
Si dans l'intestin droit il existe un abcès,
Quelque chute ou hernie interdisant l'accès,
Dans ce cas, fût-il chaud, retarde le clystère;
Que s'il peut être pris, il sera salutaire.
L'état du patient se consulte en ce point;
Mais quand il l'aura pris, il doit ne bouger point. »

Enfin, on n'oublie pas M. Purgon, le célèbre personnage du *Malade Imaginaire*. Lui aussi pratique une médecine

1. Définition puisée dans le livre de Galien. Le « clystère » vient du verbe grec *Klyzein* qui signifie « laver ».

de tradition hippocratique : « J'allais, dit-il à Argan, nettoyer votre corps et en évacuer entièrement les mauvaises humeurs. » Or, le malade (imaginaire) reçoit chaque mois la facture de son apothicaire où figure le clystère mensuel (à la rubrique : « Les entrailles de Monsieur ») au prix de 30 sols. Il s'exclame : « Un bon clystère détersif composé avec catholicon [1] double, rhubarbe, miel rosat et autres, suivant l'ordonnance » (Acte Ier, scène Ire).

c) *La saignée.*

Aussi habituelle que le vomissement et la purgation, la saignée représente une thérapeutique de principe dans l'ancienne médecine. Elle est pratiquée dans le même but de soulager le malade de ses humeurs cuites, faute de pouvoir les éliminer par une purgation médicamenteuse (en l'occurrence par la décoction laxative d'origine végétale).

Cependant le médecin doit savoir que la saignée ne doit être faite que « si la maladie est grave, le malade robuste et jeune, et s'il apparaît qu'elle amènera une sédation » [2]. Le *Regimen Sanitatis* consacre 36 vers à la saignée rendue nécessaire par « la pléthore et son trouble odieux ». On y trouve la description de la technique employée, le choix du jour et de l'heure propices à l'intervention, des conseils concernant l'alimentation et le sommeil après la saignée. Mais ce que le médecin-poète a chanté, le savant-médecin d'antan l'a établi avec plus de minutie. Ainsi le praticien de l'Ecole de Cos précise (dans un petit opuscule intitulé *Du Médecin*) que « les veines des bras doivent être assu-

1. C'est-à-dire : remède universel (en grec : catholicos) préparé avec rhubarbe et séné.
2. *Horus Isagoge Sorani* (Xe siècle), cf. P. Theil, *op. cit.*, T. II, p. 132.

jetties avec des ligatures, la chair qui les recouvre n'étant pas, chez beaucoup, bien unie avec la veine. La chair glisse, et de la sorte il advient que les deux ouvertures ne se correspondent plus; d'où gonflement venteux de la veine recouverte, obstacle à l'écoulement du sang et, chez beaucoup à cette occasion, suppuration. Une telle manière de faire entraîne deux inconvénients : souffrance à l'opéré, et grand discrédit à l'opérateur. Le même précepte s'applique à toutes les veines » [1]. Celse rappelle (dans *De Medecina*) que « l'usage de la saignée par l'ouverture de la veine n'est point une nouveauté; mais c'en est une d'employer ce remède dans presque toutes les maladies. Il y a longtemps aussi que l'on tire du sang aux jeunes gens et aux femmes qui ne sont point enceintes; mais ce n'est que depuis peu qu'on en tire aux enfants, aux vieillards et aux femmes enceintes » [2]. En effet, « l'expérience a fait connaître par la suite des temps qu'il n'y avait aucune des règles prescrites par les anciens, au sujet de la saignée, qui dût être constamment observée, et qu'il fallait diriger les méthodes curatives d'après d'autres considérations. Car ce n'est ni à l'âge ni à la grossesse, mais aux forces qu'il faut avoir égard, et c'est mal à propos qu'on tirera du sang à un jeune homme, s'il est faible, ou à une femme qui n'est point enceinte, si elle est dans un état de langueur. Par la saignée, on emporte et on détruit le peu de forces qui pouvait lui rester. On saignera, au contraire, sans aucun danger, un enfant qui est fort, un vieillard qui est robuste, et une femme enceinte qui a de la vigueur » [3].

L'usage de la saignée a été très répandu au Moyen Age. On n'en veut pour preuve que l'ouvrage de Bede le Vénérable (673-735) : *De minutione sanguinis* (« De la

1. Cf. P. Theil, *op. cit.*, T. Ier, p. 147.
2. *Id., Ibid.*, p. 236.
3. *Id., Ibid.*

saignée »). Il s'agit d'un véritable guide de la saignée, car il indique les périodes néfastes (mois, jours et heures) et quand on peut l'effectuer sans danger. Ainsi, « il existe plusieurs jours (dits) égyptiens » durant lesquels en aucune façon et pour aucune raison il n'est permis de retirer du sang à un homme ou à un animal, ni de prendre médecine, mais il faut surtout prendre garde à ces trois jours : le 8e jour des ides d'avril, le jour de la lune au début d'août, le jour de la lune à la fin décembre. Il faut bien examiner cette lunaison, car alors toutes les veines sont pleines. Ces jours-là, si un homme ou un animal a été saigné, il mourra : ou immédiatement, ou dans la journée ou le 3e jour, ou bien il n'atteindra pas le 7e jour. Et si quelqu'un ces jours-là prend médecine, il mourra le 15e jour; et si un garçon ou une fille naissent ces jours-là, ils mourront de male mort; et si quelqu'un ces jours-là mange de l'oie, il mourra le 15e jour [1] ». La lune joue un grand rôle dans la pratique de la saignée : la 1re lune est bonne toute la journée, la 2e n'est pas bonne, la 3e est bonne, la 4e est bonne le matin, etc. D'une façon générale, les 4e, 15e, 20e, 24e, et 30e lunes, il est interdit de pratiquer la saignée. Cependant, s'il y a nécessité urgente, on pratiquera la saignée malgré les interdits du calendrier lunaire.

A l'aurore des temps modernes, la saignée est toujours une méthode thérapeutique. On reconnaît sa triple utilité telle que la résume Jehan de Lièvre, régent (doyen) de la Faculté de Médecine de Paris en 1394-1395, dans son opuscule : *De la saignée* [2] : « La saignée est faite pour trois choses : la première est faite pour garder la santé du corps

1. P. Theil, *op. cit.,* T. II, p. 95-96.
2. Le titre exact : « Petit traité sur le fait du nombre de la clairacion des vaynes qui sont assires sur le corps de la personne » (mss du xve siècle).

de la personne, la deuxième est faite pour garder la personne de la maladie habituelle, la troisième est faite pour hâter la maladie déjà existante. Les deux premières sont dites électives parce que nous choisissons le temps, l'heure, l'air, et la disposition du malade qu'il est nécessaire de savoir, ce qui nous contraint maintes fois à saigner la personne en faible force et vertus. Alors il convient de faire (une) petite saignée, deux ou trois fois l'une après l'autre, ce qui correspond à une (seule) fois à une personne vertueuse et forte [1]. » Toute la « science » antique et du Moyen Age (Avicenne, Rhazès, Lanfranc) sur la saignée se trouve dans le livre de Jehan de Lièvre, notamment la description de l'acte de petite chirurgie : « On doit savoir que le saigneur doit être jeune homme, non point un enfant, ni aussi trop vieux, et doit avoir le corps fort et les mains non tremblantes. Il doit avoir la veine saine et subtile et doit savoir l'usage de connaître les veines et de les savoir différentes des nerfs et des artères, et doit savoir les lieux auxquels l'on doit savoir trouver les veines que l'on doit saigner, et là, où sont les veines (qui) approchent des nerfs et des artères, afin qu'il sache l'importance (le péril) de chacun. Il doit également avoir plusieurs lancettes et les tenir claires et reluisantes, de fin acier; il doit avoir les unes subtiles et délicates, les autres grosses, les unes courtes et les autres longues, afin que, quand il sera (obligé) de faire en la veine une grande ouverture, il le faut faire avec une lancette la plus grande, et dans la petite veine avec la plus petite lancette; il doit tenir la lancette avec le pouce et avec l'index de la main droite et doit tâter, avec le doigt, la veine et regarder, bien avant, le lieu qu'il veut saigner [2]. »

1. P. Theil, *op. cit.*, T. III, p. 435.
2. *Id.*, *Ibid.*, p. 435-436.

d) *Le sommeil thérapeutique.*

Egalement méthode thérapeutique de guérir, le sommeil représente un moyen de purger son corps des maladies Tout a commencé avec les cures au Temple d'Epidaure où le malade était plongé dans un sommeil destiné à le guérir de son mal. Il s'agit de guérisons miraculeuses, puisque le dieu Apollon et son fils Asclepios étaient censés intervenir en songe.

Voici deux exemples tirés des stèles du Hieron d'Epidaure :

Stèle n° 8 : Euphanès, enfant d'Epidaure qui avait la pierre, s'endormit. Il lui sembla que le dieu, debout devant lui, lui disait : « Que me donneras-tu, si je te guéris ? » Et il répondait : « Dix osselets. » Et le dieu lui dit en riant qu'il mettrait fin à son mal. Le jour venu, il sortit guéri.

Stèle n° 12 : Evippos porta six ans une pointe de lance dans la mâchoire. S'étant endormi, le dieu lui enleva cette pointe de lance et la lui remit dans ses mains. Le jour venu, il sortit guéri, tenant dans ses mains la pointe de lance.

Il est intéressant de mentionner un livre attribué à Hippocrate, intitulé : *Du Régime, des Songes,* qui souligne l'importance médicale des songes, tant comme moyen de diagnostic que de thérapie. Bien avant Freud, l'ancienne médecine savait que « l'âme annonce dans les songes les affections corporelles ». Pratiquement, « les songes qui reportent les actions ou les pensées de la veille dans la nuit suivante et qui représentent d'une façon régulière ce qui a été fait ou délibéré pendant le jour dans une juste affaire, sont favorables; ils indiquent la santé, parce que l'âme demeure dans les pensées du jour, n'étant surmontée ni par aucune plénitude, ni par aucune déperdition, ni par rien venant du dehors. Mais quand les songes contrarient les actions de la veille et qu'il y a là-dessus bataille ou victoire, cela signale un trouble dans le corps; si ce trouble est fort, fort est le mal; s'il est faible, le mal est plus faible »[1].

La guérison des malades par le sommeil provoqué renvoie aux drogues destinées à l'esprit malade. Nous y reviendrons au dernier chapitre de notre livre.

e) *L'acupuncture.*

Inconnue dans l'ancienne médecine européenne, mais découverte et pratiquée (bien que timidement) depuis quelques années, l'acupuncture représente la méthode thérapeutique de guérison dans la médecine chinoise. On connaît la *Légende des treize démons* qui rapporte l'origine de l'acupuncture. En ces temps reculés, les maladies internes étaient le fait de mauvais génies logés en partie ou en totalité dans le corps des hommes. Un jour, une flèche vint se planter accidentellement, en arrière de la malléole externe, dans le pied d'un chasseur. Celui-ci alla trouver le shaman qui retira la flèche et pansa la plaie après qu'elle eut abondamment saigné. Dès que la plaie commença de se refermer, le chasseur se mit à danser de joie. Il dit : « Je souffrais depuis plusieurs jours, avant d'être blessé, d'une vive douleur qui me tiraillait les reins jusqu'à la cheville. Cette flèche était magique : elle a tué un kouéi, car, depuis que tu m'as pansé, je ne souffre plus. » Le shaman, intrigué, médita sur ce fait. Puis il alla trouver une femme qui semblait souffrir du même mal. Armé de sa flèche, il expliqua à cette femme ce qui venait de se passer et lui proposa de renouveler l'expérience. Celle-ci, courageusement, accepta. Quelques ins-

1. P. Theil, *op. cit.*, T. Ier, p. 164.

tants plus tard : « Merci, dit-elle, tu as vaincu ce kouéi : il ne me tourmente plus » [1]. Par la suite, le shaman va découvrir les *kao* (ou *moxa* en japonais), soit les treize premiers points d'acupuncture localisés. Quoi qu'il en soit, les vieux traités de médecine chinoise qu'on appelle les *Nei King* (composés, prétend-on, par l'empereur Houang-Ti vers 2800 av. J.-C. décrivent les « méridiens » qui traversent le corps humain. Or ces lignes imaginaires représentent un réseau de lignes de force, comme des canaux, où s'écoule l'énergie vitale. Les points d'acupuncture concernent les lieux — telles des fenêtres — ouverts sur l'énergie. L'acupuncteur vise donc l'énergie, soit pour l'obliger à redevenir normale (c'est-à-dire à retourner dans le cycle auquel elle appartient), soit pour se répartir au cas où elle serait « en plénitude ».

Ainsi, on peut dire qu'à la saignée des Occidentaux de l'ancienne médecine correspond l'acupuncture des Asiatiques. L'un comme l'autre visent la vie dans sa fonction énergétique, nourricière du corps. A l'instar de la saignée, l'art de l'acupuncture agit dans un sens physiologique. Du reste, certains méridiens contiennent plus de sang que d'énergie. En cas de pénétration de l'énergie perverse (qui vide ces méridiens de leur énergie propre), un déséquilibre très important se crée entre le sang « en plénitude » et l'énergie « en vide ». Les petits capillaires congestionnés que l'on voit apparaître (plus volontiers chez la femme sur la face externe de la cuisse) sont la traduction sémiologique de cet accident énergétique. Cette stagnation sanguine, si minime soit-elle, peut être la cause de douleurs lombaires, de sciatique, de névralgies cervicales, de malaises divers... L'acupuncteur effectue alors, au niveau de ces capillaires, une micro-saignée à l'aide d'une aiguille triangulaire, tranchante comme le fil d'un rasoir. L'effet n'est pas proportionnel à

1. Cf. Claudine Brelot-Rueff, *op. cit.*, p. 173-174.

la quantité de sang écoulé : quelques gouttes suffisent à soulager immédiatement [1]. »

2. *Les thérapeutiques spéciales.*

Pratique de l'ensemble de l'individu, l'ancienne médecine a cherché les principes thérapeutiques plutôt que la guérison ponctuelle de tel ou tel organe. C'est donc arbitrairement, et dans le but de comparer les « secrets » de la thérapeutique organique d'autrefois à la science médicale d'aujourd'hui que nous classons le traitement des maladies selon la partie du corps concernée (organe, système, appareil, etc.).

a) *Les maladies de la tête* (migraines).

Le papyrus Ebers donne de nombreuses recettes pour soigner le rhume de cerveau. Le diagnostic du médecin à l'égard du malade est toujours le même : — « Ceci est dû à la putréfaction de son phlegme (car) son phlegme ne descend pas dans la région sacrale. » La prescription est tout à fait naturelle : pain de froment et absinthe en grande quantité. On donne à manger au malade avec de la bière, de l'oignon et de la graisse de viande de bœuf. Ainsi, « ses yeux s'ouvrent, son nez se débouche et son rhume descend comme phlegme ».

La médecine égyptienne disposait également d'un texte chirurgical du XVIe siècle avant J.-C., connu sous le nom de Papyrus Edwin Smith, dont certains chapitres remontent, semble-t-il, à cinq millénaires. On y lit comment le médecin

1. *Id., ibid.*, p. 204.

soignait les plaies à la tête (à condition que le mal n'ait pas atteint l'os) : — « Tu dois bander avec de la viande (fraîche) le premier jour (et) traiter ensuite avec de la graisse (du miel) et bander chaque jour jusqu'à ce qu'il guérisse. »

Les tablettes assyro-babyloniennes, datant du VIIIe au Ve siècles avant J.-C., représentent surtout des pronostics médicaux. L'étude des tempes annonce la guérison ou la mort : — « Si les muscles de ses tempes sont comme paralysés (?) et si ses paupières sont prises : lui et la mort (?) sont aux prises (?) ; tu le changeras (?) de maison (et) il guérira [1]. » Il en est de même du front et de la langue : la couleur blanche une longue maladie, mais la guérison est certaine ; si le front est rouge et noir, le malade réclamera de la viande et du cresson. Le nez, les oreilles, le visage, la nuque, la gorge, toutes ces parties de la tête et du cou sont indispensables au médecin assyro-babylonien pour pronostiquer l'issue de la maladie. Mais ces tablettes n'indiquent aucun remède. Cependant, dans une tablette du Louvre (A O 11 447), on trouve ce remède contre la migraine : « Pour calmer les maux de tête lancinants, tu mélangeras du sapin, du myrte, des roses, du mucilage (?), de sésame, de la férule commune avec du son, tu délaieras dans de la bière mêlée ou de la bière ordinaire, tu en feras un enveloppement [2]. » Contre l'otite, la même tablette prescrit un mélange d'huile d'opoponax, d'huile d'*acorus calamus* et d'huile de sapin qu'on met dans l'oreille malade. Ensuite, « tu envelopperas un morceau (de sel dans un toupillon), que tu mettras à l'intérieur de ses oreilles. Tu délaieras (?) dans (de l'eau...) de la bière douce, de la farine de pois chiches, de la farine de lentilles (et) de la farine d'amidonnier ; en proportions égales, tu mélangeras dans de l'huile de cèdre ; dans de

1. Cf. P. Theil, *op. cit.*, T. Ier, p. 33.
2. *Id.*, *Ibid.*, p. 38.

la bière tu en feras une décoction; tu lui en feras un cataplasme (ainsi il guérira) » [1]. L'otite purulente est combattue avec un mélange de myrrhe, de roses, d'alun blanc, de moutarde, de styrax.

Il est normal que le mal de tête soit le mal le plus fréquent qui soit mentionné dans les textes médicaux de l'antiquité romaine. Parmi les remèdes contenus dans ses *Compositiones*, Scribonius Largus (Ier siècle) mentionne celui-ci : « Prendre un quart de livre de serpolet et un quart de livre de roses séchées. On les fait cuire avec deux de vinaigre très fort jusqu'à réduction de moitié. Le mélange fait passer le mal de tête. Mais réchauffée la mixture est nocive. » Alexandre de Tralles, médecin byzantin du VIe siècle, reconnaît que « la céphalée est une affection redoutable », provoquée par « l'inflammation chronique de la membrane péricrânienne ou des méninges », à moins que ce ne soit « par un engorgement et une surabondance d'humeurs grossières et épaisses, parfois par une trop forte âcreté des humeurs continues dans l'intérieur du corps ». Le traitement consiste en des frictions avec de l'huile d'olive et des herbes cuites dans du vin (telles que les grappes de baies de lierre ou du serpolet, de la menthe, du pouliot, etc.). Comme le mal de tête est causé par la bile — d'où l'échauffement des humeurs —, il faut faire « des affusions avec un mélange de vinaigre et d'huile rosat tiède; avec une décoction de pavots et de roses, en y ajoutant de plus des diaphorétiques légers tels que le lierre, ou le serpolet, ou la plante fraîche de camomille. Que les malades se lavent avec de l'eau tiède, car l'eau très chaude et brûlante ne sert à rien. Il arrive même qu'elle leur soit nuisible et les excite. Lorsque l'ardeur de l'échauffement diminue, il n'est pas mauvais de mélanger un peu de miel à des jaunes d'œufs et aux applica-

1. *Id.*, *Ibid.*, p. 39.

tions modérées aptes à débarrasser et à nettoyer le corps. Tout ce qui est trop chaud est nuisible, que ce soient des dépuratifs ou des évacuants du phlegme »[1].

Les Chinois, à l'âge du Tao, utilisaient la technique du massage pour atténuer le mal de tête. « Bien entendu, la technique du massage du médecin acupuncteur est tout un art : selon les doigts qu'il utilise, les zones qu'il masse et la gamme des manipulations qu'il pratique, cet art est très éloigné de ce que beaucoup nomment le « massage chinois[2]. » Cependant, d'une façon plus empirique, on pratique le « pressé-roulé » : « Le geste consistant à se pincer la racine du nez entre le pouce et l'index — et que l'on croit involontaire — doit toute son efficacité au fait qu'il stimule l'activité des surrénales dont la sécrétion cortisonique produit un effet antitress et antifatigue. »

Au Moyen Age, comme dans l'Afrique noire d'aujourd'hui, on combat tous les maux de tête par la consommation d'oignon cru. Le *Regimen Sanitatis* donne une recette plus élaborée : un breuvage fait de suc de bétoine (cueillie la nuit de la saint Jean-Baptiste), « en décoction dans un vase bouilli ». Le *Liber medicinalis* de Samonicus (Ve siècle) combat la migraine grâce à des frictions faites avec trois gousses d'ail et trois grains de poivre broyés ensemble. Les traités de *Spagyrie* (c'est-à-dire de « l'ancienne chimie ») indiquent des breuvages faits de camomille, persil, racine de fraisier, bourrache, racine d'angélique, feuilles d'oranger. Mais d'autres plantes sont utilisées contre la migraine par la médecine du Moyen Age : la rue bouillie avec des bois de lierre, le panais sauvage, les boules de platane bouillies avec du vinaigre, etc. Ces remèdes de « bonnes femmes » sont souvent extraits des célèbres « Trésors de pauvres », tel, par exemple, l'ouvrage du Pape Jean XXI qui rappelle

1. Cf. P. Theil, *op. cit.*, T. Ier, p. 375.
2. Cf. Claudine Brelet-Rueff, *op. cit.*, p. 203.

les recettes de Dioscoride ou d'Avicenne : « Prends des poireaux, coupe-les en morceaux et extraits le jus que tu mélanges avec du miel (deux parties de jus et la troisième de miel). Tu mets le produit dans les narines et dans les oreilles : la douleur partira aussitôt. Ce Maître (Avicenne), dit encore : « Prends de la liqueur de mercure, détrempe-la dans de l'huile frappée et frottes-en les tempes et le front. Mets-en aussi dans les narines : la douleur partira [1]. »

Outre la migraine, l'ancienne méthode soigne les affections de l'œil grâce.. à un régime fait de soupe de poissons frais, de légumes légers, de viande fraîche. La nuit, on applique un bandage sur les yeux. Une fois purgé de la maladie, l'œil désenfle. On doit alors le rincer avec un collyre fait de jus de fenouil et de sucre pendant qu'à l'extérieur les paupières sont ointes avec du sang de tortue. Le malade doit éviter la fumée, la poussière, les bains sulfureux. Le *Trésor des pauvres* indique également le traitement de la cataracte, du pannus et de la pustule de l'œil. Enfin, pour arrêter les larmes, on applique un mélange d'antimoine cuit dans une pâte mélangée. Si les yeux pleurent souvent, on prépare un collyre avec de la rue séchée, bouillie lentement avec du miel. On n'oublie pas non plus la célèbre camomille séchée qui enlève la fatigue oculaire.

b) *Les maladies de la poitrine* (phtisie).

Hippocrate avait constaté que « de toutes les maladies, la plus grande, la plus difficile, et celle qui emporta le plus de monde, fut la phtisie » (*Epidémies*, Livre III, Sect. II, 13-14). On mesure aujourd'hui la révolution thérapeutique que représentent les antibiotiques dans le traite-

1. Cf. P. Theil, *op. cit.*, T. III,, p. 207.

ment de la tuberculose, sans oublier la vaccination B.C.G. Le père de la médecine se contente de décrire les symptômes et l'évolution de la maladie, et n'indique aucune thérapeutique. A part un « régime de santé » (air, repos, alimentation), il n'y avait pas d'autre remède. Tous les auteurs de l'antiquité se contentent d'en décrire les aspects, voire les causes (apparentes). Aucun « médicament », fut-il du genre tisane, cataplasme, etc. C'est ainsi que Galien, pour soigner un malade qui crachait du sang (hémoptysie) ainsi que « les parties viciées du poumon », appliqua le traitement suivant : dessèchement du poumon avec des parfums et des boissons appropriées à ce but. De plus, « il lui enjoignit de respirer tout le jour et de porter constamment à son nez le médicament appelé *hédychroon*, et quand il se disposait à dormir, de se munir d'une de ces huiles précieuses, préparées à Rome, qu'on appelle foliatés et spicatés et de s'en frotter les conduits du nez. Je lui donnai aussi des boissons médicamenteuses, l'antidote dit Mithridate, l'ambrosie, l'athanasie et la thériaque. Mais après avoir bu pendant une année toutes ces drogues, il finit par mourir comme les phtisiques, ayant peut-être prolongé sa vie par le susdit régime » [1]...

Au Moyen Age, le *Trésor des Pauvres* indique une thérapeutique à base de plantes, ainsi que des pommades et autres onguents. « Quand quelqu'un crache du sang, donne-lui à boire du jus de l'herbe qu'on appelle « langue de passereau » et le sang s'arrêtera. Item, dit le Maître Gérald, prends de la graisse de poule, d'oie, de canard et de porc, de la moelle de bœuf, du beurre cru, de l'huile rance, de la cire blanche et de la gomme arabique. Tu mélanges le tout ensemble et en fais une pommade avec laquelle tu frictionnes la poitrine. Le même produit, tu le mets dans une peau de renard, ou d'un autre animal semblable, et l'ap-

1. Cf. P. Theil, *op. cit.*, T. Ier, p. 345.

pliques ensuite sur la poitrine. Il n'y a pas, en effet, de meilleur remède dans le monde que ce baume. Gilbert dit : tu prends les mûres du mûrier, tu les presses et en fais un jus. Tu donnes ce jus à boire et l'apostème décrochera de la poitrine et sortira dehors. Maxence dit : tu prends les feuilles du souci et les donnes à boire (au malade) qui en profitera. Il dit encore : tu prends les racines d'arum (pied de veau), les écrases et les manges avec du miel. Les humeurs de la poitrine seront dégagées [1]. » Enfin, le *Regimen Sanitatis* prescrit au phtisique « un soin essentiel » : du lait mêlé de sel, auquel on ajoute du miel. Le plus recommandé est le lait d'ânesse. Un autre mal de la poitrine sur lequel s'est penchée l'ancienne médecine concerne les palpitations cardiaques. Constantin l'Africain (1010-1087), compilateur et traducteur des médecins arabes, explique la palpitation de cœur « par le liquide envahissant les tissus qui entourent le cœur. Cette affection est brusque chez les personnes bien portantes et chez les malades, dès que le liquide agit sur le cœur. Si le liquide est mélangé de sang et de bile, on ressent, avec la palpitation, une chaleur au cœur, de la soif, une grande difficulté de respiration. Si elle provient d'un sang épais et atrabilaire, elle est accompagnée d'angoisse, de dépression et d'apathie sans soif. On comprend l'influence du foie ou des régions voisines malades, par exemple l'estomac. Parfois l'affection est proprement cardiaque, quand des éléments indispensables manquent au cœur, par exemple le sang substantiel et clair qui sort du foie. On comprend l'influence du foie ou des régions voisines malades, par exemple l'estomac. Parfois s'accumulent dans l'estomac des humeurs piquantes, poignantes et fortes, qui sont à l'origine d'une affection cardiaque » [2]. Il faut donc soigner le cœur « puis-

1. *Id., Ibid.*, T. III, p. 207.
2. Cf. P. Theil, *op. cit.*, T. II, p. 330.

que cet organe est le plus digne ». Le traitement est en fonction des « *humeurs* » : « Si elles proviennent du sang ou de la bile, la veine basilique doit être soulagée, si les circonstances, la force, l'âge l'autorisent. Sinon, pratiquer une scarification dans les régions voisines. Donner des purgatifs, du laurier-casse, des jujubes, des prunes, du vinaigre de palme, des violettes et des remèdes semblables; donner du jus de bourrache, de scarole, de graines sauvages. A l'eau de la boisson, mêler du sirop de jujubes, du vin cuit avec des grenades sauvages, du vinaigre avec du sucre; servir une nourriture de bonne qualité, par exemple des petits chevreaux avec des grenades sauvages, du vinaigre, du sucre, de l'eau de roses avec du camphre ou d'autres aliments semblables [1]. » Si les ennuis cardiaques proviennent d'humeurs atrabilaires, donner des remèdes qui débarrassent de la bile noire et purifient le sang, par exemple la vigoureuse composition de Galien, le maïus stomachique, et débarrasser par des remèdes purgatifs. Donner des antidotes parfumés, des scilles (?), de la muscade, des marguerites ou de semblables traitements. Du vin parfumé, de l'hydromel aromatisé conviennent. Souvent, faire prendre un bain modéré. Donner ensuite de la thériaque forte ou de la muscade. Frotter la poitrine avec des huiles chaudes et parfumées, donner des essences chaudes et faciles à digérer, cuites avec des parfums [2]. »

Contre les affections cardiaques accompagnées de fièvre et de soif, Constantin l'Africain prescrit la préparation suivante : « Prendre une livre de jus de prunes, de jus de grenades acides, de vinaigre de citrons sauvages, 5 livres de vinaigre de palme, composer le sirop. Autre remède convenable pour les affections cardiaques, l'angoisse, l'épilepsie à cause de l'estomac ou du cœur : prendre deux

1. Cf. P. Theil, *op. cit.*, T. II, p. 331.
2. *Id., Ibid.*

drachmes d'épis, de cannelle, de zédoar, de véronique, un drachme de fruit de citron, un exagium de graine d'aneth; réduire en poudre; en donner un drachme. »

c) *Les maladies des viscères abdominaux.*

La diarrhée, les maladies du foie et des reins font l'objet d'une attention thérapeutique permanente de la part des médecins hippocratiques : « Si on souffre de dysenterie, commencer par mettre le malade au régime compte tenu de son âge, de la saison, de l'habitude et de la complexion. Voici les conseils (en vers) d'un salernitain :

« La noix de galle asiatique est efficace, et aussi le long fruit du cerisier (?),
Le fromage sera approprié, avec le doux concours du miel,
Efficace aussi sera le suif chaud pris aux entrailles d'un cerf,
Et appliqué sur le ventre, ce qui est un traitement connu.
Mais si par hasard le malade perd sa propre graisse,
Cela signifie qu'il va perdre assez vite sa chère vie. »

Pour remédier aux douleurs du foie, écrit Serenus Samonicus, « douleurs d'autant plus aiguë qu'elles ont pour siège une partie du corps tendre et délicate, il faut boire du vin miellé où l'on a infusé de la sauge. On peut aussi faire usage des baies de frêne, de foie de vautour, et du jus de la perdrix, amie du Soleil. En broyant une drachme de poix dure avec une égale quantité de poivre, dont vous délayerez ensuite la poudre dans de l'eau froide, vous obtiendrez encore une boisson très efficace. Une décoction d'absinthe n'est pas moins salutaire » [1]. Quant à l'hydropisie, elle peut provenir ou de

1. Cf. P. Theil, *op. cit.*, T. II, p. 20.

l'altération du foie, ou du gonflement de la rate, ou des ravages d'une fièvre ardente qui a desséché la moelle des os, ou enfin de ce que, pour étancher une soif brûlante, on a eu l'imprudence de boire un breuvage glacé. Alors tout se change en eau intérieurement et la peau boursouflée se détache de la chair et des muscles. Enfin, la jaunisse, appelée « mal royal », on la traite par la garance délayée dans de l'eau miellée. On se sert également d'ail broyé dans du vin chaud, ou de laine imprégnée de soufre vif.

Pour lutter contre le « sclirosis » — c'est-à-dire le durcissement du foie —, le *Passionarium* de Gariopontus (salernitain des X-XIe siècles) recommande des « fomentations avec du vin et de l'huile chaude dans laquelle ont cuit ensemble de la centaurée et de la racine d'asphodèle; fomente la tumeur elle-même au moyen d'une laine grasse, et des vapeurs; après avoir placé sur l'endroit en question des laines grasses, les fixer. Puis, après cinq jours, applique cet épithème sur l'endroit de la tumeur; prend des figues ayant trempé dans de la lessive et du vinaigre, ainsi que de la centaurée passée au crible, de l'absinthe, du nitre, du sénevé, du sel, de la cire, ainsi qu'une livre de graisse d'oie et une livre de graisse de poule fondues, toutes deux bien mélangées, place cette préparation à l'emplacement de la tumeur » [1]. D'une façon générale, estiment les médecins salernitains, il y a six maladies du foie : l'abcès, le phlegmon, le « sirexis », l' « elcosis », la « sclérose », le « scirosis ». On sait que la purgation représente la première des thérapeutiques. On fait une décoction avec, notamment , du scolopendre hépatique, du seneçon, des racines de frêne et des racines de câpre, du persil, etc. Le tout bouilli dans du vinaigre. On filtre, on mélange avec du miel et du vinaigre de sorte qu'il y ait deux volumes de vinaigre pour un

1. Cf. P. Theil, *op. cit.*, T. II,, p. 197.

volume de miel (c'est l'oxymel : vinaigre miellé). La potion est également recommandée pour le gonflement de la rate.

L'Ayulveda soignait les coliques néphrétiques, et d'une façon générale les maux de ventre, avec un breuvage produit par la macération de scorpions vivants. On pouvait également utiliser cette préparation en usage externe : on frictionnait les reins pour provoquer l'évacuation du calcul. Au Moyen Age européen, les scorpions hindous cèdent la place aux plantes dont la ressemblance avec les vipères et autres serpents justifie leur utilisation contre la lithiase biliaire. Cela, en application de la « Loi des Signatures » en vertu de laquelle la forme extérieure identique à celle d'un corps (plante, animal, minéral, etc.) entraîne une identité des propriétés. Ainsi, par exemple, la plante dénommée *Echium vulgarius*, tachetée comme une peau de vipère, devenait automatiquement un antidote efficace du venin de la vipère. De même, la saxifrage — plante qui pousse dans les fissures des rochers et des murs (d'où le surnom de « qui brise les rochers ») — était naturellement préconisée dans le traitement des calculs (lithiases).

d) *Les affections de l'appareil urinaire.*

Nous avons souligné l'importance que l'ancienne médecine accordait à l'examen de l'urine comme signe pour connaître la nature et l'évolution de la maladie. A tel point, qu'au Moyen Age — et jusqu'à l'époque de Molière — on appelait le médecin le « mire » — c'est-à-dire celui qui regarde (« mirer ») l'urine avant de poser son diagnostic [1]. Cepen-

1. *Les poèmes de la médecine* commençaient souvent par « un poème sur les urines ». C'est le cas, par exemple, de l'œuvre majeure de Gille de Corbeil (1140-1224).

dant, il arrive que ce soit l'appareil urinaire qui soit atteint. Déjà les coliques néphrétiques et la gravelle demandaient au médecin guérisseur toute une science médicamenteuse pour soulager la douleur, la plus épouvantable de toutes. *Arétée de Cappadoce* (Ier-IIe siècles) consacre un chapitre entier de son *Traité des signes et causes des maladies chroniques* aux calculs du rein. Il sait que « les abcès, les ulcères, la formation des calculs, les hémorroïdes ou pissements de sang » sont des maladies longues et douloureuses, souvent difficiles à guérir. Son explication des calculs est intéressante, car elle illustre la vision « naturelle » de l'ancienne médecine. « Aussi, écrit-il, la nature a-t-elle eu soin de donner à la cavité des reins une forme oblongue et une capacité correspondante aux uretères et un diamètre plus grand que celui des petits calculs, afin que quand il s'en forme supérieurement, ils puissent descendre facilement dans la vessie. C'est pour la même raison que ces calculs prennent une forme oblongue, car ils se forment pour la plupart vers l'orifice des uretères, et ceux qui se forment dans cet endroit sont d'une épaisseur inégale, plus minces en avant, à cause de la moindre dimension de l'uretère, et plus compacts en arrière, ce qui fait que dans cette forme, ils descendent plus facilement du rein qui les pousse en avant. C'est dans les reins seuls que se forment ces concrétions par suite d'une chaleur ou fièvre locale; ces calculs ne siègent point dans les uretères; les graviers qui descendent inférieurement avec les urines par ces conduits sont et l'indice et la matière de la maladie [1]. »

Comment débarrasse-t-on un malade qui souffre de calculs ? Le *Liber medicinalis* de Serenus Samonicus recommande « le vin vieux ». S'il y a rétention d'urine, rien de mieux que le breuvage composé de basilic sauvage mêlé avec

1. Cf. P. Theil, *op. cit.,* T. Ier, p. 298.

de l'« hièble », du suc de lierre, de moutarde piquante, de gomme de thérébinthe réduite en petites boules de la grosseur d'une cicérole, au nombre de trois et détrempées dans de l'eau tiède. Par contre, si le malade souffre de l'incontinence d'urine, on lui donne à boire de la cendre de corne de cerf. Si la vessie souffre d'un ulcère (voire d'une tumeur), il est recommandé de boire de l'eau dans laquelle on a plongé un fer brûlant. Ce traitement, est-il précisé, « s'inspire des eaux chaudes ferrugineuses de Toscane, qui guérissent à merveille les maladies de la vessie. C'est pourquoi on les appelle vessicaires ».

Le *Commentarium medicinae* du présalernitain Benoît Crispus (VII-VIIIe siècles), poème écrit en 241 hexamètres, consacre les strophes XIX et XX aux maladies de la vessie. Pour évacuer le calcul (ou du moins le pulvériser), l'archevêque-médecin (et poète) recommande le remède suivant :

« Le lierre altier, de son faîte altier, donnera ses baies,
Prends aussi son suc avec du vin tiède;
Sans retard il faut briser le gland du plantin,
On l'absorbe, et on boit aussi le bienfaisant macaron,
La saxifrage chasse les pierres, de même que le céleri. »

Par contre, le flux d'urine s'arrête « avec une cervelle de lièvre et du vin vieilli (vil sans doute comme boisson, mais non vil comme médicament) ».

Le salernitain Maurus (XIIe siècle) a donné lui aussi (dans le *Regulae urinarum*) plusieurs recettes contre les affections des reins ou les calculs de la vessie. Il recommande de l'oxymel, le matin à jeun, fait avec des racines d'asperges, de brusc, d'ache, de fenouil, de petrosellinum, avec cerfeau où on a fait cuire millet, solatre et saxifrage. Mais le remède absolu — et le plus bizarre — est le suivant : « Prendre un bouc, de préférence de couleur rousse; le nourrir en été, principalement dans les jours de canicule, de graines de saxifrage, de lierre terrestre, l'abreuver de vin très pur, rouge, parfumé et fort, et à la fin de ces jours, l'assommer ou le tuer. Recueillir le sang, l'exposer au soleil et le faire sécher avec du sel. Ce sang, pris comme nourriture et boisson est souverain pour briser la pierre [1]. »

L'un des ouvrages les plus consultés par les médecins, sorte de guide des médicaments de l'époque, a été le « De compositione medicamentorum » du byzantin Nicolas de Myrepse (XIIe siècle). Ainsi, les chapitres 38 et 39 indiquent les préparations magistrales à prescrire comme remèdes contre la douleur et les maladies de l'appareil urinaire. La thérapeutique est toujours « naturelle », c'est-à-dire à base de plantes : safran, jusquiame, opinon, myrrhe, saxifrage, persil, ciguë, le tout dans du miel et du vin.

Les almanachs et autres « Trésors » des pauvres ont vulgarisé les recettes des médecins salernitains ou byzantins. Dans le célèbre « *Grand Albert* » attribué à Albert-le-Grand (1206-1280) — où se mêlent l'astrologie et la phytothérapie — on prescrit contre la pierre de la vessie (mal provoqué par la lune) la préparation suivante : « Prenez, à l'heure de Mars ou de Mercure, ses ennemis, la feuille et la semence du triolet et la semence d'abrotanus et faites-les bouillir dans l'eau; dans cette décoction vous ajouterez une cantharide sans tête, pieds et ailes, mise en poudre, et vous en boirez une cuillerée. Cela fera uriner. »

Enfin, la spagyrie conseille dans les affections urinaires la camomille, la queue de cerises, le frêne, la reine des prés...

e) *Autres affections.*

Quelques autres maladies ont fait l'objet d'une thérapeutique spéciale de la part de l'ancienne médecine. Parmi

1. Cf. P. Theil, *op. cit.*, T. II, p. 293.

les plus fréquentes, il faut retenir la goutte et le rhumatisme.

La plus ancienne des maladies que l'humanité a hérité de son séjour préhistorique dans les cavernes (humides), le rhumatisme, est présent dans l'ancienne médecine. Le *Papyrus de Berlin*, datant de 1000 ans avant J.-C., comprend un certain nombre de formules pharmaceutiques dont certaines concernent les remèdes contre « la maladie des membres ». Décrit comme « chair douloureuse », le rhumatisme était soigné, par le disciple de Toth, par la bouillie d'orge. Les Hindous combattaient le rhumatisme déformant (comme du reste la paralysie et les arthrites de toute origine) par la préparation suivante : dix scorpions vivants noyés dans 500 g d'huile d'amande douce avec racine de rhubarbe, souchet, écorce de bryone, le tout exposé au soleil pendant une semaine (en utilisation externe).

Au Moyen Age, l'arthrite de la hanche est soignée avec du polypode (bruyère) mélangé au clou de girofle noir pilé. On y ajoute du poivre, de la cannelle et une datte. La boisson obtenue est administrée avec du miel. L'ortie est également indiquée.

La *goutte* a eu l'honneur de plusieurs ouvrages de l'antiquité grecque et romaine. Dans son *Traité de la goutte*, Rufus d'Ephèse (IIe siècle) tient à souligner la cause de la maladie : l'abondance de nourriture. D'où la première, sinon la seule, recommandation thérapeutique efficace : la diète, le régime. En effet, « il faut s'abstenir de nourriture, afin de ne plus former de nouveau sang et d'éviter que les articulations deviennent plus paresseuses. Nous prescrivons le lavement parce qu'il est bon d'évacuer le ventre. Deuxièmement, la saignée est utile, mais médiocrement dans les parties inférieures; il faut relâcher le ventre; s'il y a évacuation de sang, ce sera d'un grand secours, car les progrès du mal seront ainsi arrêtés » [1]. Immédiatement après la saignée, il est bon d'opérer une friction, de dessécher le corps par un exercice laborieux, de prendre des aliments faciles à digérer, et de s'attacher particulièrement à dessécher le corps.

Dans un autre *Traité sur la goutte* du médecin byzantin Demetrios Papagomienos, on trouve des remèdes pour les malades qui ne peuvent supporter les purges ou la saignée que, souvent, des praticiens maladroits prescrivent à leurs malades. Il s'agit de laxatifs doux et surtout d'onguents et de frictions qui relâchent le ventre. Mais il est certain, écrit-il, que rien ne vaut un bon régime de santé. Comme l'a dit Hippocrate, « si l'homme boit et mange peu, cela ne lui amène nulle maladie ». Cependant Benoît Crispus s'insurge contre l'idée communément admise que « la goutte s'apaise sans traitement ». Quant à lui, il prescrit des « laitages agréables » ainsi que l'application d'onguent de fougère. De même, « on pile ensemble le puissant tamaris et la joubarbe, et on les attache aux pieds. Enfin, pour mettre en fuite une maladie si cruelle » (la goutte), il suffit de « prendre les petits poissons que l'on appelle *rocs d'épine* et les placer sur la hanche, en ajoutant des braises ardentes ». C'est ainsi, semble-t-il, que le malade retrouva l' « équilibre de ses pas ».

Il est temps d'arrêter ici le catalogue des traitements de maladies selon l'ancienne médecine. A part leur caractère anecdotique, cela va de soi, il ne peut aucunement présenter un intérêt pour l'humanité de la fin du XXe siècle. En revanche, la thérapeutique des organes de la vie souligne l'importance de la prévention et le retour à la santé « naturelle ». Certes, la science médicale reste la seule efficace quand il s'agit de soigner l'organe malade. Mais encore faut-il qu'elle ne perde pas de vue l'ensemble de la vie de l'individu, sa « nature », qui ne saurait être lésée, par des effets secon-

1. Cf. P. Theil, *op. cit.*, T. Ier, p. 281.

daires, dans son fonctionnement. Car avant tout, la guérison concerne la vie. La santé, qui agit comme *vertu humaine* de la vie, est alors donnée par surcroît.

Le moment est donc venu de comprendre cette vie comme amour d'exister et de survivre de la race humaine.

VII

L'AMOUR DE LA VIE

Vivre, c'est un besoin « vital ». A l'origine, la vie n'est pas *conscience* du « vivre », mais « instinct ». Au XIXe siècle, Schopenhauer avait établi sa métaphysique sur la volonté comme acte (inconscient) du « vouloir vivre ». Nietzsche s'en est inspiré pour esquisser une philosophie de la vie (« une physiologie », écrit-il) entendue comme « volonté de puissance ». En fait, l'idée de la vie comme fondement de toute démarche réflexive est vieille comme la pensée elle-même. Déjà, Parménide — le philosophe d'Elée à qui la pensée occidentale doit son origine [1] — estime que le « premier des dieux a été Eros ». Or, « eros », en grec signifie avant tout *désir*, c'est-à-dire l'instinct de vivre. On sait que à notre époque, Freud a décrit la « pulsion érotique » comme désir de vivre, la plus originelle de toutes les pulsions qui animent l'être humain. Il est vrai que, vers la fin de sa vie, Freud a introduit une seconde pulsion, le *Thanatos* —, c'est-à-dire la pulsion de mort. Mais c'est l'Eros, la *Vie* qui est originelle. On n'en veut pour preuve que les textes sacrés qui parlent du « désir » originel (donc de

1. C'est-à-dire la métaphysique de l'*Etre :* c'est en effet Parménide qui, le premier, expose dans son *Poème* la vision ontologique des choses, de leur Etre absolu.

l'Eros) qui est à la fois la cause et la structure du Cosmos. Ainsi, dans la *Bhâgavata Purâna*, livre de la sagesse indienne, on lit ces lignes sur la primauté de la vie : « Le désir apparut le premier, errant au-dessus de tout. Il existait déjà avant le germe de la pensée. » Il y a plus de 3 500 ans que le *Rig Veda* (l'un des « Quatre Veda ») avait chanté dans l'« Hymne de la Création » le spasme érotique de la vie naissante :

« Le désir, tout d'abord, remua en lui.
Le désir qui fut la première semence de l'Esprit.
Le lieu de l'Etre chez les sages du Non-Etre.
Révéla dans leur cœur le désir de sagesse. »

Le privilège dont bénéficie le désir par rapport aux autres instincts vient du fait que vie et désir s'identifient. D'où l'importance que joue dans la vie de l'individu sa vie érotique, car le désir est Eros.

Que devons-nous entendre par « vie érotique » ? Déjà on pense à la vie sexuelle, ce qui est légitime. Il est en effet normal que l'acte de vivre dispose d'un organe spécial qui permet sa manifestation (création et procréation), et assure sa pérénnité. Cependant la vie sexuelle n'est qu'une érotique « organique ». Encore faut-il que la vie devienne objet d'un sentiment de vie, c'est-à-dire de l'*amour*. Ainsi, l'Eros qui signifie néanmoins « amour », accède au statut de la vie amoureuse, car l'instinct (le désir de vivre) est assumé, cette fois-ci consciemment, comme l'*amour de la vie*.

L'ancienne médecine a eu le mérite de découvrir le sens de ce passage de la vie érotique à la vie amoureuse. Rien d'étonnant, car le but de toute médecine de santé — qu'elle soit d'origine chinoise, indienne ou européenne — est la « sainteté » (biologique et morale) de l'individu, c'est-à-dire la santé. Précisément, la vie érotique qui ne parvient pas à la sainteté risque les plus graves troubles d'ordre physiologique et moral. Mais la sagesse, et l'ancienne médecine est avant tout « sagesse », ordonne de pratiquer l'amour de la vie, c'est-à-dire de la vie dans sa plénitude érotique : désir-plaisir, création et procréation. On comprend alors pourquoi la médecine moderne, qui est moins sagesse que science, est descendue (dans sa démarche psycho-analytique) jusqu'à la pulsion sexuelle, afin de découvrir « ce qui ne va pas » dans l'exercice normal de la vie de l'individu. Faute de l'amour de la vie, réduisant la sagesse à son soubassement objectif de l'érotique réduit aux pulsions sexuelles, la médecine moderne (en l'occurrence psychanalytique) recherche l'explication de la maladie au seul niveau de la sexualité face à ses instincts et ses tabous. Au lieu de comprendre (et de redonner) l'amour de la vie (comme sagesse de la santé), la psychanalyse enfonce l'individu dans le désordre du désir contrarié ou perverti, au nom d'une « science » médicale qui perturbe au lieu de guérir.

L'amour de la vie est donc le désir devenu conscience de la vie. « Le sage, proclame la *Gopâla Uttara Tâpinpî Upqnishad*, accepte les plaisirs sensuels quand ils viennent mais avec un cœur détaché. Il n'est pas victime du désir. » En fait, le « plaisir », c'est déjà du désir conscient. Mais dans ce cas, la vie érotique (ou sensuelle) devient, comme le dit très bien le *Talmud* (Souca, 25-2), « la joie par excellence ». L'amour de la vie est la vie devenue *joie* : voilà le secret que nous apporte l'ancienne médecine. Vivre « sainement » sa vie sexuelle, c'est parvenir jusqu'à la joie de vivre, en harmonie avec la vie universelle [1]. Inverse-

1. Au temps de l'Amour courtois, le poète Guillaume IX, chante la *foi* (joie) de désirer :

> « Celui-là vivre cent ans
> Qui réussira à saisir
> La joie de son amour. »

Dans la littérature musulmane, le mystique persan Djalal-Ad-Din Roumî (1207-1273) sait que « l'argile de l'homme a été pétrie avec la rosée de l'amour ». C'est pourquoi *le plaisir d'être* est fonction de l'amour de la vie.

ment, la médecine moderne qui a transformé, pour les besoins et au nom de sa « science », l'individu en objet (du désir), ne voit la vie que sur le plan purement érotique (pulsionnel). Il s'ensuit que l'érotisme ne saurait déboucher que sur l'excessif, soit la vie désordonnée de son sexe, soit la peur devant le sexe (d'autrui). Dans un cas comme dans l'autre, il n'y a pas de joie : le plaisir se transforme en *angoisse.* De sorte que ce qui, dans une médecine de la santé cosmique, constitue le fondement « vital » de la joie de vivre, devient pour la science médicale source de maladie. Or l'*Esprit* de la vie qui couronne la sagesse d'être de l'individu ne saurait être sain sans que l'individu soit épris d'un amour conscient, illimité, pour sa vie.

L'ancienne médecine ne connaît pas la psychanalyse du désir érotique (excessif ou refoulé), car ses méthodes de guérison ne sont pas « organiques ». Ce qui ne l'empêche pas de savoir que l'intempérance, comme la chasteté (non consentie) peuvent provoquer des troubles organiques. Mais, pour l'ancienne médecine, la guérison vient de l'amour de la vie auquel le médecin s'attachera à convaincre, en toute sagesse, son patient.

1. *Du désir à la vie amoureuse.*

Tout le monde connaît l'histoire de Tristan et Iseult. Pour expliquer la vive passion que ressentent l'un pour l'autre les deux amants, l'auteur fait intervenir l'absorption d'un breuvage — le philtre d'amour — que la mère d'Iseult avait destiné au roi Marc, l'époux devant Dieu. Il s'agit donc de conquérir l'amour, à partir d'un produit « médicinal » qui soigne « le désir » d'aimer. C'est la composition de ce philtre qui nous intéresse. La voici, selon une formule trouvée dans un vieux manuscrit : « Pour se faire aimer, on prendra, par exemple, un cœur de colombe, un foie de passereau, la matrice d'une hirondelle, un rognon de lièvre; on les réduira en poudre impalpable, et la personne qui composera le philtre ajoutera partie égale de son sang séché et pulvérisé de même; et si l'on fait avaler deux ou trois fois la dose d'une drachme de cette poudre à la personne qu'on veut induire en amour, on verra un merveilleux succès [1]. »

L'encouragement du désir est obtenu grâce à certaines plantes aux vertus dites « aphrodisiaques ». Dioscoride, auteur d'un grand traité de plantes médicinales, rapporte que « les Indiens mangent la graine et les feuilles (du chanvre) tant pour se rendre habiles à l'acte vénérien que pour leur faire venir l'appétit » [2]. Au IIIe siècle, l'empereur Alexandre Sévère prévoit des peines rigoureuses contre les matrones romaines qui faisaient commerce de « pommes épineuses » destinées à raviver l'amour sexuel. Or, il s'agit d'un alcaloïfère, le datura, dont on connaît deux espèces : la « stramoine » (ou herbe des sorcières) et la « trompette du jugement dernier ». Grâce à ses divers alcaloïdes (tels que l'hyoscyamine, l'atropine et l'hyoscine), le datura, pris en philtre, agit comme aphrodisiaque (mais aussi comme poison).

Une autre plante, la mandragore, bénéficie de la même renommée d'aphrodisiaque. Sa racine comme ses fruits ont été recherchés depuis les temps bibliques par les candidats à l'amour. C'est ainsi que les deux sœurs Lea et Rachel se servent des « pommes d'amour » (appelées les dudaim) — qui ne sont autres que les fruits de la mandragore — pour obtenir cet aphrodisiaque « *abd-essalam* », c'est-à-dire le « serviteur de l'amour ».

Le traitement du désir vénérien ne pouvait être absent

1. Cf. Pierre Mora : *Zekerboni,* mss n° 2790, Bibliothèque de l'Arsenal (Paris), cf. Grillot de Givry, *op. cit.*, p. 195-197.
2. *De materia medica.*

dans la pharmacopée de l'ancienne médecine. Le *De compositione medicamentorum* de Nicolas le Myrepse (XIIIe siècle) mentionne plusieurs remèdes concernant « la froideur des organes génitaux ». Le produit est censé combattre à la fois le manque d'appétit sexuel, l'impuissance et l'absence de production de la force génitrice (le sperme). Voici la composition, bien riche, du remède suivant : « Prendre des pommes de pin, des avelines, des amandes, des noix, des pistaches, du sésame, des graines de lin brûlé, du satyrion, à raison de quinze drachmes pour chaque produit ; du galanga, du gingembre, de la grande convallaire, des queues d'orchis, des racines d'asperge, de l'anis, des graines de pavot blanc et de panais des champs, de l'oignon ordinaire, des graines d'ortie et de roquette, à raison de sept drachmes et demi pour chaque produit ; du blanc et rouge, du poivre noir, du fenouil à raison de trois drachmes et demi pour chaque produit ; de la girofle, de la noix musquée, du cardamome, des fruits de laurier-rose, à raison de trois drachmes pour chaque produit. Ajouter du miel en quantité suffisante, et donner ce remède sous la forme d'une noisette, à jeun, avec du vin [1]. » Le médecin byzantin croyait aussi, comme ses contemporains, que la perte de l'appétit sexuel est provoquée par un maléfice. Il n'hésite pas à indiquer le remède pour chasser le maléfice qui provoque, chez les femmes, le dégoût à l'égard de leur mari : « Dessécher la tête et la queue d'un petit animal (bugae) et faire une fumigation dans la maison du couple : le maléfice disparaît aussitôt. On peut opérer de la même façon avec une grenouille desséchée que l'on a trouvée sans la chercher volontairement. »

La médecine populaire connaît une liste impressionnante de plantes, alcaloïfères ou non, réputées pour leur vertu aphrodisiaque. C'est le cas notamment de l'ail et de

1. Cf. P. Theil, *op. cit.*, T. II, p. 378.

l'oignon (qui reste interdit aux moines bouddhistes) et aussi des plantes suivantes : l'asperge, le raifort, les clous de girofle, la cannelle, la coriandre, la vanille, la menthe poivrée, l'anis étoilé. On en fait souvent des vins toniques destinés à faire revenir la force vitale, en l'occurrence le désir à l'amour. Voici la recette classique du « hippogras aphrodisiaque » : cannelle en poudre (30 g), gingembre (30 g), clou de girofle (8 g), vanille (8 g), sucre fin (1 kg), bourgogne rouge (un litre).

L'amour de la vie, dans sa fonction « érotique », est intimement lié à la force vitale comme énergie sexuelle. D'où le souci de l'ancienne médecine de préserver la « puissance » de l'individu : il y a autant de régénération de la vie dans la recherche de la jeunesse « hormonale » que dans le retour du désir sexuel. On sait comment fonctionne l'activité sexuelle masculine : les testicules produisent et déversent dans le circuit sanguin une hormone mâle (androgène) appelée la *testostérone*. C'est elle qui assure le développement des organes génitaux et provoque l'appétit sexuel instinctif. Quant à la sécrétion hormonale des testicules, elle est commandée par la zone périphérique du cerveau [1]. L'ancienne médecine n'avait pas la science de l'Eros, mais elle en connaissait la sagesse, c'est-à-dire la nécessité vitale de l'acte d'amour. Ainsi on la voit soucieuse des organes génitaux, non pas pour eux-mêmes — il n'y a jamais culte du priapisme ! — mais dans leur fonction vitale pour l'ensemble du corps. Sans oublier d'observer la « loi des signatures » qui proclame, selon Paracelse, que « tout ce que la nature crée, elle le

1. Pour stimuler l'hypophyse et lui faire sécréter l'hormone gonadotrope (qui agit directement sur les glandes sexuelles), on fait appel à des « pilules-miracles ». Cette médecine de la vie amoureuse rappelle les « dragées d'amour » du siècle dernier à base de *yohimbine,* alcaloïde tiré du *pousinystalia yohimba* (arbre du Gabon) dont se servent les indigènes à la veille de leur mariage.

forme à l'image de la vertu qu'elle entend y cacher ». Ainsi les Chinois apprécient les qualités des rhizomes du gingembre dont la forme est tout à fait « sexuelle ». En effet, le même idéogramme signifie « racine » et « virilité ». On se souvient que le gingembre était indispensable dans tous les remèdes des « Antidotaires » pour faire revenir le désir d'amour.

Une description « scientifique » tout à fait claire des organes virils et de leur fonctionnement nous est donnée par Théophile le Protospathaire, médecin byzantin, auteur d'une « De corporis humani fabrico ». C'est évidemment l'anatomie et la physiologie hippocratique (revues par Galien) qui y sont résumées. A partir de la constitution des organes sexuels de l'homme et de la femme, on entend décrire l'acte sexuel. « C'est pourquoi, écrit l'auteur, le corps du membre viril est dur et creux et doit être poreux ; on voit qu'il se rattache à l'os ; mais il est seul à être creux et poreux, et il a fallu nécessairement qu'il puisse se maintenir droit, sans pencher du tout, dans l'acte sexuel ; mais il fallait que son passage puisse être distendu et élargi, pour que la plus grande quantité de semence soit versée dans le fond de l'utérus. On appelle « hypospadiés » ceux dont le canal de l'urètre est trop petit, ce qui fait que le méat ne peut répandre et qu'ils ne peuvent procréer. Voici le remède : une fois coupé le prépuce, ils deviennent aptes à procréer [1]. » Soranos d'Ephèse dénonce, dans son « *Traité des maladies des femmes* », la virginité perpétuelle qui provoque la souffrance du désir et entraîne l'affaiblissement de la force vitale. Néanmoins, il estime que « la femme fait bien de rester vierge jusqu'à ce que l'appétit vénérien se soit éveillé en elle ». Sans oublier aussi le fait social (et moral) de la virginité féminine rendue obligatoire dans certaines civilisations au soir du mariage.

1. Cf. P. Theil, *op. cit.*, T. II, p. 351.

(C'est pourquoi la spagyrie avait inventé une préparation destinée aux jeunes filles qui n'étaient plus vierges le jour de leur mariage afin de donner l'illusion de la virginité.) Le fond religieux de la morale (et de l'impératif biologique) de la virginité féminine remonte à la cosmologie originelle. L'acte sexuel est avant tout l'union du ciel et de la terre en vue de la fécondation. Le ciel est le soleil, l'élément masculin; la terre, c'est la nature au sens de *Vie :* femme qui reçoit la semence (la pluie), et la force vitale (la lumière solaire) qui la fertilisent. De sorte que toute union sexuelle, d'un homme et d'une femme, est amour cosmique : hiérogamie, car la vie est sacrée. Même l'union sexuelle orgiastique (pratiquée dans les mystères agraires ou viticoles) a comme but l'acte générateur de vie (récolte, troupeaux, etc.). Dans l'hindouisme, l'acte marital est une cérémonie cosmique : « Je suis le ciel, tu es la terre », dit l'époux à l'épouse. Si la femme incarne la nature (*prakrti*), on doit la respecter comme étant la vie même, et mère de la vie : Eve du genre humain. Une fois de plus, la sexualité, dont parle l'ancienne médecine, renvoie à l'amour de la vie. Il s'ensuit le double impératif de l'amour : l'acte sexuel réussi sur le plan de la joie (du désir au plaisir) et, comme conséquence, la fertilité de la semence de vie. La dissociation de ces buts, intimement liés, serait préjudiciable à l'une comme à l'autre. C'est malheureusement ce qu'on fait aujourd'hui de la sexualité où l'objectivation du corps a supprimé tout amour de la vie ne laissant subsister que la triste et stérile sexualité.

On a beaucoup exploité les textes hindous, chinois ou musulmans relatifs à l'accomplissement de l'acte sexuel. Dans la seule optique matérialiste désacralisante de la vie du civilisé occidental, le rituel sexuel se transforme en guide quasiment pornographique. Ainsi, par exemple, on reproduit les pages, combien crues mais aussi poétiques, du *Jardin parfumé*, célèbre manuscrit arabe composé au début du

XVIe siècle (l'an 925 de l'Hégire). Il y a en effet des détails sur l'anatomie sexuelle de l'homme et de la femme, sur les manières d'accomplir l'acte sexuel et sur l'hygiène des organes reproducteurs. Mais ce livre n'est pas « érotique » : il témoigne de l'amour de la vie. En effet, des chapitres entiers sont consacrés à « ce qui est favorable et ce qui est nuisible dans l'acte de la génération », sans oublier les instructions sur la grossesse des femmes ou la connaissance du fœtus. L'Inde a excellé dans la description de la sexualité qui reste intégrée à la vie universelle. La trilogie divine (Çiva, Vishnu, Brahma) se retrouve dans l'image du sexe selon que celui-ci assume la fonction créatrice : Donneur-de-Semence (Çiva), Réceptacle (Vishnu), Sperme unificateur (Brahma). La Chandagya Upanistrad chante en vers la procession sexuelle de la vie :

« La femme est le foyer, le membre viril est le feu.
Les avances sont la fumée, la vulve est la flamme.
La pénétration la braise, le plaisir l'étincelle.
Les dieux dans ce feu offrent le sperme
Et l'enfant naît. »

Le Tao chinois, fidèle à la théorie des principes complémentaires, a assimilé le phallus au yang et la vulve au yin. Le premier est dit, poétiquement, « la tige de jade » et le dragon; la seconde, c'est « les cordes du luth » et la « tigresse ». Le conseil que donne le taoïste Liu Ying pour la préparation de l'acte sexuel tient compte de l'accord des esprits : d'où la nécessité de « s'amuser tout doucement avec sa partenaire ». Ensuite, « on introduit la Tige de Jade (*Yuging*) entre les Cordes du Luth (*qinxuan*) et l'Identation en forme de grain de blé (*maichi*) jusqu'à ce qu'il devienne grand; alors on le retire. L'introduire alors qu'il est faible, c'est ce qu'on appelle faire entrer faible et faire sortir fort. Si la décroissance (du *yin*) et la croissance (du *yang*) se fait en quatre-vingt (un) mouvements, ce qui est le nombre du *yang*, c'est le mieux »[1]. Le taoïsme (décadent) du Ve siècle procède à la description des neuf postures qu'il recommande aux couples *in coïtus*. Cependant, les métaphores poétiques gardent leur droit : le Dragon qui tourne, la Marche du Tigre, l'Attaque du Singe, le Chant de la Cigale, la Tortue qui monte, le Phénix voletant, le Lapin qui suce ses poils, les Ecailles de Poisson qui se recouvrent, les Grues qui joignent leur cou. D'autres postures sont ajoutées par la suite (la Corne de la Licorne, la Paire d'Hirondelles, etc.).

Ce qui est remarquable dans la sexualité décrite par l'ancienne médecine, c'est son sens très fort de l'amour de la vie. Le rituel de la sexualité est destiné à réaliser l'hiérogamie parfaite afin que la création soit possible. D'où les conseils quant à l'âge et aux jours « fastes » de l'amour afin d'éviter la stérilité.

A la fin du Moyen Age européen, le catalan Arnaud de Villeneuve (1235-1311) explique la stérilité des femmes par le fait « qu'on les marie avant la quatorzième année ou la dix-huitième ». Comme traitement contre la stérilité, Arnaud de Villeneuve conseille l'emploi des « fumigations d'encens, de mastic, de myrrhe, de sang-dragon, de bol d'Arménie, de storax, de calament, d'ambre, de myrtille, pour une dose de deux onces (61,2 g) et une demi-livre de roses rouges »[2]. De même, « si on souffre de stérilité à cause de la chaleur et de la sécheresse, qu'on se nourrisse de mets humides, comme dans la fièvre hectique (continue). Si, au contraire, la stérilité est due au froid ou à l'humidité, qu'on use de bains et d'astringents chauds et secs ».

La contraception était interdite au médecin qui s'engageait à ne pas prescrire d'ovules abortives. Cependant,

1. Cf. H. Maspéro : *Le Taoïsme*, p. 556-557 (note n° 5).
2. *De sterilitatae*, cf. P. Theil, *op. cit.*, T. III, p. 46.

dans un texte de l'Ecole de Cnide, on trouve la formule d'un remède anticonceptionnel dont on peut douter de l'efficacité : « Délayer gros comme une fève de misy dans de l'eau, faire boire, et elle reste une année... sans concevoir. » Quant aux formules d'ovules médicamenteux, citons le « pessaire » qui prouve (semble-t-il) une purgation abondante : gousse d'ail, nitre, la partie intérieure et grasse d'une figue, de chaque partie égale, broyer, faire de la grosseur d'une noix de galle et appliquer. Soranos d'Ephèse, grand « spécialiste » des maladies des femmes, mentionne plusieurs remèdes pour éviter la conception. Le premier procédé conseille qu'« au moment où l'homme est sur le point d'éjaculer, la femme retiendra un peu l'haleine et se glissera en arrière afin d'éviter que, pendant l'émission, la semence arrive dans la cavité utérine; immédiatement après, elle se lèvera, se mettra à genoux, essuiera avec soin le pourtour de l'orifice du vagin; cela fait, elle provoquera une éternuement et boira un peu d'eau fraîche ». Un autre procédé anticonceptionnel concerne également la femme : « Avant le rapprochement, elle enduira le col avec de l'huile rance ou avec du miel, ou avec de la décoction de racine de cèdre, ou de l'opobalsamum seul, ou avec de la céruse, ou du cérat liquide avec de l'huile de myrte et de la céruse ou de l'alun liquide, ou avec du galbanum mêlé de vin; ou bien un flocon de laine douce sera introduit dans l'orifice utérin; ou bien la femme introduira dans le vagin, avant le coït, un pessaire astringent ayant la propriété de durcir la semence [1]..» Ce sont des remèdes efficaces, estime Soranos d'Ephèse, car, par leur action astringente ou réfrigérante, l'orifice utérin ne permet pas à la semence de pénétrer dans la cavité utérine.

Pour provoquer les règles, *De Compositione medicamentorum* de Nicolas le Myrepse (XIIIe siècle) recommande

1. Cf. P. Theil, *op. cit.,* T. Ier, p. 268.

le remède suivant : « Prendre deux coupes d'eau, de l'armoise, de la barbe de forêt, du chèvrefeuille, à raison de dix-huit drachmes par plante; du musc, de l'huile de pouliot et d'iris, à raison de neuf drachmes par plante. Procéder de la façon suivante : faire cuire à moitié ces herbes dans de l'eau après les avoir broyées, puis filtrer; mettre de côté le résidu, utiliser des mesures d'huile et faire bouillir un peu de nouveau. Après avoir ôté le liquide du feu, le verser dans un demi-tonneau; couvrir la patiente de voiles, et la faire asseoir de façon à ce que la vapeur du remède parvienne bien aux stérigmates de la matrice. Appliquer ce traitement trois fois par jour pendant dix jours, en réchauffant assez souvent cette même décoction. Et, le soir, que la patiente reste assise sur cette décoction tant qu'elle pourra la supporter [1]. » Mais déjà Hippocrate pensait que les fumigations aromatiques déclenchent les règles [2].

Enfin, l'ancienne médecine a combattu, avec ses moyens limités, les « maladies de Vénus ». Le traité akkadien de diagnostics médicaux reconnaissait la maladie vénérienne au fait qu' « un homme, son pénis et son épigastre sont chauds; s'il a une fièvre ardente, si le bas de son ventre lui fait mal et si son ventre est tempétueux (?), s'il a chaud aux bras, aux pieds et au ventre » (Tablette 23, série III, trad. R. Labat). Contre la leucorrhée, le traité sur les *maladies des femmes* (rédigé peut-être par le Cnidien Euryhon, spécialiste en gynécologie) recommande les diurétiques et les purgations... de la tête. Au Moyen Age, on pensait que l'argent (lié à la lune) agissait sur les organes génitaux de la femme, de sorte

1. Cf. P. Theil, *op. cit.*, T. II, p. 381.
2. Dans le traité *De la Nature de la Femme* est indiqué le mode d'opérer : « Coupez la tête et le fond d'une courge, mettez dessous un réchaud à charbon; sur le feu, jetez de la myrrhe sèche pulvérisée. La femme s'asseoira sur la courge et fera entrer très avant dans les parties génitales le bout de la courge, afin que les parties reçoivent le plus possible de vapeur. »

que l'on utilisait des préparations d'argent contre les infections et autres maladies de la femme (métrites, ovarites, vaginites, etc.). Du reste, on estimait que le mal vénérien était provoqué par la double conjonction de Vénus avec la lune...

Terminons par la plus terrible des maladies vénériennes à laquelle l'ancienne médecine a dû faire face : la *syphilis.* Importée des Indes découvertes par C. Colomb, la syphilis a reçu les noms les plus variés : « mal de Naples », « mal français », etc. C'est le médecin italien Girolamo Fracastoro (1478-1553) qui vulgarisera son nom de triste renommée dans un poème médical intitulé : *Syphilis sine de morbo gallico* (publié à Vérone, en 1530). Le terme a été forgé à partir de deux mots grecs *sun* et *philio* qui veulent dire : « l'amour ensemble ». Dans le poème de Fracastoro, *Syphilis* est un berger mythique qui est frappé par Apollon d'une affreuse maladie de peau... la syphilis. Heureusement, une nymphe va lui révéler le moyen de guérir du mal vénérien : c'est le bois de gaïac. De même, et en attendant les antibiotiques de la seconde moitié du XXe siècle (qui guérissent sans difficulté la maladie), les paysans atteints par le mal de Vénus utilisaient le lactaire poivré, champignon assez répandu, qu'ils faisaient cuire au gril...

2. *La vie naît de la Vie.*

L'amour de la vie, dont la joie se réalise à travers l'acte sexuel, ne reste pas stérile : une autre vie va naître, afin que se perpétue la vie. De cela, l'ancienne médecine est si consciente que la grossesse, l'accouchement et les soins après la naissance représentent l'un de ses plus importants chapitres.

« Il arrive, écrit le médecin latin Samonicus, que plusieurs années s'écoulent sans que le vœu le plus cher des époux se réalise. » Le rôle du médecin est de connaître les causes de la stérilité et d'y remédier. Ainsi, « la femme stérile peut espérer devenir mère en mangeant une vulve de hase de lièvre ». De même, « la salive qui coule des lèvres de la brebis, pendant qu'elle rumine, mêlée avec du falerne », s'avère efficace. Mais, surtout, « après avoir usé de ces remèdes, les époux ne doivent pas laisser la nuit sans se livrer à de doux épanchements ».

Hippocrate pensait que la stérilité de certaines femmes provient du fait qu'elles sont trop grosses : « C'est l'épiploon qui comprime l'orifice de la matrice. » Le remède pour être aptes à devenir enceintes : maigrir. Quant au moment le plus favorable pour la conception, il serait, selon Soranos d'Ephèse (le « gynécologue » de l'antiquité gréco-romaine), dès « la cessation de l'écoulement menstruel », ou, au moins, « quand la menstruation est en décroissance ».

Comment savoir si la femme est enceinte ? L'ancienne médecine recourt à des indications peu scientifiques, mais non dépourvues d'efficacité. Dans un de ses *Aphorismes*, Hippocrate donne le procédé pour reconnaître la grossesse d'une femme : « Au moment où elle va se coucher, sans avoir pris le repas du soir, faites-lui boire de l'hydromel. Si elle est prise de coliques, c'est qu'elle est enceinte. » Selon un livre cnidien (*Des maladies des femmes*), l'expérience doit avoir lieu le matin : « Donnez à boire le matin à jeun du beurre et du lait de femme nourrissant un garçon : si la femme a des éructations, elle concevra ; sinon, non. » Ou cet autre moyen, plus curieux : « Appliquer en pessaire un peu de nétopon enroulé dans de la laine ; puis, le lendemain de bonne heure, examiner si la femme exhale par la bouche l'odeur du pessaire ; si elle l'exhale, elle concevra ; sinon, non [1]. » Hippo-

1. Cf. P. Theil, *op. cit.*, T. Ier, p. 176.

crate avait sans doute eu connaissance des papyrus médicaux égyptiens, en reproduisant, par exemple, cette méthode de diagnostic : « Pour savoir si la femme est enceinte, fais-lui des fumigations : si elle vomit tout de suite, elle n'est pas enceinte. » « Mais encore, faut-il, précise le père de la médecine, que les fumigations soient faites avec de l'excrément d'hippopotame. » Un autre moyen de pronostic de la grossesse : « Mettre sur la vulve de la femme un bulbe d'oignon qu'elle laisse toute la nuit jusqu'au lever du soleil. Si elle sent l'oignon par la bouche, la femme est enceinte. » Il semblerait que les Egyptiens aient, les premiers, conçu l'idée de l'existence d'hormones sexuelles dans les urines de la femme enceinte, qu'ils aient même pratiqué l'iridologie [1] comme le prouve cette autre méthode de diagnostic : « Tu laisses la femme debout dans le couloir derrière la porte que tu ouvres pour donner de la lumière sur son visage. Tu examines ses yeux. Si tu trouves qu'un œil ressemble à celui d'un Asiatique et l'autre à celui d'un Nègre, cette femme n'est pas enceinte. Si les deux yeux sont de la même couleur, c'est qu'elle enfantera [2]. » Cependant, les signes deviennent plus précis avec John de Gaddesden, médecin anglais du XIVe siècle, qui écrit dans sa célèbre *Rosa anglica* (« La rose anglaise ») : « Voici les signes de la grossesse. Si le col de la matrice est chaud, si l'hiver est de chaleur égale, la femme n'a pas conçu. De même, si la femme est enceinte, ses yeux sont rouges et creusés. Elle désire toujours des choses étranges. De même, le blanc des yeux diminue. De même, si le pouls est rapide dans les bras et à la fourche, sous le gosier : alors, elle est enceinte [3]. »

Pendant la grossesse, plusieurs règles sont obligatoi-

1. Science médicale du diagnostic par l'étude de l'*iris* de l'œil.
2. Cf. Claudine Brelet-Rueff, *op. cit.*, p. 44.
3. Cf. P. Theil, *op. cit.*, T. Ier, p. 418.

rement à observer. Ainsi, selon Hippocrate, il ne faut pas que la femme enceinte abuse des purgatifs (évacuants), surtout jusqu'au quatrième mois et après le septième de la grossesse, « car il faut ménager le fœtus ». Le conseil n'est-il pas encore valable aujourd'hui ? D'autre part, « si les règles persistent chez une femme enceinte, il est impossible que le fœtus soit en bonne santé » (*Aphorisme*, n° 60, Section V). Le traité akkadien de diagnostics et de pronostics médicaux estimait que « si la (future) mère, le bout de ses seins est recroquevillé : elle ne mènera pas à terme l'enfant qu'elle porte » (Tablette 23, série III, trad. R. Labat). Par contre, si le sein est « dénoué », la grossesse sera menée jusqu'à terme [1]. Au sujet de l'avortement, la *Rose anglaise* de John de Gaddesden indiquait les causes les plus fréquentes : l'abus du coït pendant la grossesse, les chutes, les sauts en arrière, ou bien « le fracas du tonnerre, les suites d'un fort vent du nord, la colère, la tristesse, la crainte ». Le signe d'avortement est évident « quand les flatuosités se manifestent les trois premiers mois et les trois derniers : alors, les cordons sont faibles les trois premiers mois par fragilité, les trois derniers par maturité et parce que le fœtus est sec comme un fruit sur l'arbre; ces cordons dont nous parlons sont les cotylédons. Voilà pourquoi, à cause de l'humidité provenant de la matrice, il y a avortement les trois derniers mois » [2].

Pour éviter l'avortement, le *Liber Medicinalis* de Samonicus prescrit à la femme enceinte une décoction de pouliot soigneusement nettoyé.

---

1. Hippocrate dit la même chose : « Chez une femme enceinte, l'affaissement brusque des seins annonce l'avortement ou l'accouchement prématuré. Si la femme porte des jumeaux, l'affaissement d'un seul sein annonce qu'elle avortera d'un des fœtus. Si c'est le sein droit, elle perdra le fœtus mâle; si c'est le gauche, elle perdra le fœtus femelle.

2. Cf. P. Theil, *op. cit.*, T. III, p. 419.

Connaître (ou deviner) le sexe de l'enfant avant la naissance, a été, on le comprend aisément, l'un des vœux les plus ardents des parents. L'ancienne médecine, qui ne disposait ni de rayons X ni d'échographie, ne semble pas avoir été prise au dépourvu. Voici quelques moyens sûrs de pronostiquer le sexe de l'enfant :

« Une femme enceinte qui porte un garçon a un beau teint; elle a un vilain teint si c'est une fille » (Hippocrate, Aphorismes).

« Le fœtus mâle se porte plutôt à droite, et le fœtus femelle à gauche (Hippocrate, Aphorismes). » Cette idée se trouve chez les philosophes présocratiques (notamment Parménide et Anaxagore de Clazomène).

« Si le bout du sein de la mère est noir, l'enfant sera un garçon » (*Tablette akkadienne*, n° 35, série V).

« (Certains disent) que le fœtus mâle est plus vif, a des mouvements plus grands; quand l'enfant est de sexe féminin, les mouvements sont moins intenses » (Soranos d'Ephèse, *Traité des maladies des femmes*, ch. XIII).

« La femme qui a conçu un garçon est la plupart du temps plus colorée, plus agile et plus légère dans ses mouvements, elle a meilleur appétit, son œil droit commence à grossir plus vite » (John de Gaddesden, La *Rose anglaise*, livre VI).

Enfin, ce curieux moyen de pronostic précoce révélé par le papyrus de Berlin (1350 avant J.-C.) : « Des graines de blé et d'orge sont placées dans deux sacs puis arrosées chaque jour d'urine par la femme enceinte. Si l'orge croît seul, ce sera une fille; si le blé croît seul, ce sera un garçon; si rien ne pousse, il n'y a pas de grossesse. »

Pour faciliter l'accouchement, on ne néglige ni la prière, ni les procédés empiriques les plus banals, ni les données de la « science » médicale de son temps. Les Egyptiens usaient de médications faites de plantes. C'est surtout le papyrus de Kahoum (2000 ans avant J.-C.) qui traite, à travers quelque 35 recettes, des problèmes gynécologiques. Pour combattre l'état maladif (fièvre, infections, etc.) consécutif à l'accouchement, le médecin égyptien prescrit de la résine de térébenthine et de l'huile nouvelle : « La femme doit encenser, avec cela, sa vulve; de même, ses yeux doivent être encensés avec des os d'orteaux. »

Chez les précolombiens, on donnait à boire à la parturiente des décoctions de racines pulvérisées de *ciuptali* dont on avait remarqué la vertu d'accélérer l'accouchement. Quelquefois, on ajoutait de la queue d'opossum (*tlacuatzin*) pour faire disparaître les douleurs.

Hippocrate estimait qu' « un éternuement est une bonne chose chez une femme... au cours d'un accouchement laborieux ». Une stèle d'Epidaure raconte l'histoire d'une certaine Cléo qui ne pouvait pas accoucher. Elle va donc être endormie dans l'*abaton* (la salle du temple réservée aux malades) et, grâce au dieu-guérisseur, elle va pouvoir être délivrée de son garçon qu'elle portait dans son ventre... depuis cinq ans !

Les ouvrages gynécologiques de l'Ecole de Cnide pensent que les fœtus qui se plient en deux et qui s'arrêtent à l'orifice utérin... doivent être repoussés en arrière et retournés de manière à sortir naturellement par la tête. Soranos d'Ephèse donne des conseils aux sages-femmes : « Pour un accouchement normal, il faut préparer de l'huile, de l'eau chaude, des parfums, un siège obstétrical, deux lits dans une chambre à coucher convenable, de l'huile pour injections et irrigations, de l'eau chaude pour laver les parties, des fomentations pour calmer les douleurs, des éponges molles pour asperger, de la laine pour couvrir les parties de la femme, des langes et des bandes pour envelopper l'enfant, des coussins, l'un pour coucher l'enfant, l'autre pour le placer sous le siège de la parturiente jusqu'à ce que les secondines aient été extraites : pour ranimer la femme, il faut des parfums, tels que la menthe, des boules de terre (parfumées ?), un citron et, si la saison le permet, une pomme, un melon mûrs et autres choses analogues, et un fauteuil obstétrical, dans lequel la femme devra pouvoir être commodément installée [1]. »

L'histoire de la médecine a retenu le nom de Trotula, femme-médecin de l'Ecole de Salerne (XIe siècle) surnommée « mulier sapientissima ». Dans son ouvrage *De mulierum*, Trotula estimait que les sternutatoires facilitaient l'accouchement, de sorte que la sage-femme devait « comprimer les narines et la bouche pour que la plus grande partie de l'énergie du souffle se porte sur la matrice. Ensuite, donner une décoction de fenugrec, un mélange de lin et de psillium, ou un peu de thériaque, ou ces quatre éléments avec une décoction d'armoise dans du vin. De même, avec du galbanum mêlé d'assa fœtida, de myrte et de rue, préparer des pilules que l'on emploiera en fumigations pour les narines. Plus que tout, éviter le refroidissement » [2].

La richesse des textes concernant les techniques de l'accouchement prouve que l'ancienne médecine a accordé une attention spéciale à la naissance. Mais il n'y a rien d'étonnant à cela : la vie n'est-elle pas le souci majeur de la pratique médicale des temps jadis ?

---

1. Cf. P. Theil, *op. cit.*, T. Ier, p. 270.
2. Cf. P. Theil, *op. cit.*, T. II, p. 214.

VIII

L'ESPRIT DE LA VIE

La vie est sacrée; sa plus grande vertu est la santé. La maladie est à la fois profanation et péché contre l'amour et la joie de vivre. Etre rejeté hors de la vie, c'est, pour l'ancienne médecine, l'équivalent de la mort. L'individualisation risque d'opposer l'homme à son environnement, lui faire perdre son caractère de microcosme, sa seule justification d'être un « vivant ». La guérison comme la santé sont œuvre de la *Nature*, une et même, comme disait Pascal, « dans l'homme et en dehors de l'homme ». L'angoisse ou la peur devant la vie qui hantent l'homme moderne sont la rançon que l'on paie à l'individualisation — œuvre de la civilisation où domine la volonté de puissance —, au détriment de l'intégration, selon le devenir et les rythmes, dans l'harmonie cosmique.

La prise de conscience de la sacralité et des vertus « de santé » de la vie est l'œuvre de l'Esprit. Il ne s'agit pas d'une simple intelligence de soi-même, une sorte de comportement pratique à la manière de tout être vivant qui possède (en s'y intégrant) son environnement. Cette intelligence, dont le siège est, organiquement, dans le cerveau, les animaux l'ont également, bien qu'à des degrés plus modestes. Par contre, l'Esprit est, comme le terme l'indique, *activité spirituelle*. Ce n'est plus le besoin immédiat qu'il satisfait, mais une vision d'ensemble du monde. C'est lui qui découvre le Cosmos comme totalité à la fois « naturelle » et tissu de valeurs vitales.

Il n'est pas dans notre propos d'aborder ici le problème de l'origine de l'Esprit. C'est à la métaphysique (ou à la religion) d'en proposer l'explication génétique ou phénoménologique. Pour nous, le fait important est que la Vie, qui constitue l'objet de l'ancienne médecine, ne saurait être comprise dans sa nature et sa fonction sans la présence de l'Esprit. Le drame de la médecine moderne, et d'une façon plus générale de la culture du XXe siècle, vient du fait que l'on a renoncé à la métaphysique de l'Esprit (philosophie, esthétique ou religion de l'*Absolu*) au bénéfice de la seule « raison des choses ». Dès lors, l'idée de la Vie comme totalité a été rendue impossible, car aucune conscience n'est en mesure de parvenir à l'Esprit. A la place, rien que des choses visées comme des objets de connaissance rationnelle, ce qui permet la fondation des sciences positives. Mais faute de « spiritualité », la vie se meurt au sein d'une « Nature » de plus en plus dénaturée.

Que l'individualisation par la raison (cette intelligence propre à l'être humain) risque de menacer la Vie dans sa sacralité, l'ancienne médecine s'en est rendu compte. Ainsi, la dernière de ses « thérapeutiques » concerne précisément l'esprit de la vie tant dans sa pathologie que dans sa guérison. Seulement, à la différence de la science médicale moderne, elle ne recourt pas aux explications d'ordre organique. L'esprit malade, c'est la vie qui est atteinte dans sa sacralité, c'est-à-dire comme conscience (microcosmique) de soi et risque de désintégration (perte) du macrocosme. Tout ce qui affecte la conscience unitaire de la vie universelle

— que ce soit, en langage moderne, le cerveau et son activité intelligente ou le système nerveux et ses manifestations qui attestent l'existence de l'« âme » —, est considéré comme maladie de l'Esprit de la Vie. Ainsi, l'épilepsie est dite « le mal sacré », l'intoxication par les drogues hallucinogènes est l'œuvre des « esprits » qui ravissent en enfer l'âme de l'individu, etc.

1. *L'Esprit malade.*

La tradition médicale voyait dans les crises épileptiques la manifestation de la colère des dieux. En effet, le malheureux sujet aux crises semblait avoir été puni pour avoir enfreint la vengeance divine. Le mal était donc « sacré », car le tabou divin concernait précisément le respect de la vie dans sa sacralité divine.

Hippocrate a réfléchi sur cette maladie de la « possession » et tenté d'apporter une explication naturelle. Il écrit donc un petit traité intitulé « De la maladie sacrée » qui a la valeur d'une « *communication* devant une assemblée scientifique » (P. Theil). D'emblée, le père de la médecine déclare que « la maladie sacrée ne me paraît rien avoir de plus divin ni de plus sacré que les autres, mais la nature et la source en sont les mêmes que pour les autres maladies ». Tout en reconnaissant qu'« elle ne ressemble en rien aux autres affections », Hippocrate ne veut pas de ces traitements qui consistent « en purifications et en incantations ». Ce sont, en effet, « les mages, les expiateurs, les charlatans, les imposteurs, tous gens qui prennent des semblants de piété et de science supérieure » qui déclarent cette maladie du cerveau comme « sacrée » afin d'imposer leur traitement lucratif. En fait, ces faux médecins (on dirait aujourd'hui des « guérisseurs ») sont des blasphémateurs, car « ils emploient les purifications et les incantations, faisant, à mon sens, de la divinité ce qu'il y a de moins saint et de moins divin ; car ils purifient les personnes atteintes de la maladie avec du sang et autres choses de ce genre, comme si c'étaient gens ayant quelque souillure, des scélérats, des individus frappés d'un charme ou ayant commis quelque action sacrilège. Loin de là, il faudrait employer des pratiques contraires ; sacrifier, prier, et, allant dans les temples, implorer les dieux ; mais ils n'ont recours à rien de tout cela et n'emploient que les purifications. Quant aux objets purifiants, ils les cachent dans la terre, ils les jettent dans la mer, il les transportent dans les montagnes, là où personne n'y touchera ni ne marchera dessus. Mais il faudrait porter ces objets dans les temples et en faire offrande à la divinité, si tant est que la divinité soit en cause ». Quant à lui, le père de la médecine rétablit le sens sacré de la vie : « L'homme n'est pas souillé par la divinité, ce qu'il y a de plus frêle parce qu'il y a de plus pur. » Mieux encore, « s'il arrive que ce corps reçoive souillure ou souffrance, il sera sans doute nettoyé et purifié par le dieu, loin d'être souillé. C'est donc la divinité qui nettoie et purifie les plus grandes et les plus impies de nos fautes, c'est elle qui nous lave ; nous-mêmes nous traçons autour des temples des dieux et de leurs enceintes des limites que personne ne doit franchir s'il n'est en état de pureté ; et, les franchissant, nous faisons des ablutions, non pas comme recevant quelque souillure, mais comme nous purifiant de toute tache si nous en apportons quelqu'une ».

Dès lors, le médecin peut traiter l'épilepsie comme maladie qui a une « cause naturelle ». Elle est donc curable, surtout si elle apparaît avant la puberté. Par contre, « si elle survient à partir de vingt-cinq ans, elle finira en principe avec la vie ». Le plus menacé par cette maladie, dont la cause réside dans l'hérédité, c'est le tempérament phlegmatique. Le siège en est le cerveau. Quant à la crise épileptique, elle est souvent provoquée par les changements des vents qui ne sont jamais en repos. Le cerveau en est affecté : la folie provient de son humidité : « En effet, devenu trop humide, il se meut nécessairement; se mouvant, ni la vue, ni l'ouïe ne sont sûres, le patient voit et entend tantôt une chose, tantôt une autre; la langue exprime ce qu'il voit et entend. »

La thérapeutique du mal sacré exige que l'on administre au malade « ce qui lui est le plus contraire, et non ce qui lui est favorable et habituel ». De sorte que « quiconque sait produire chez l'homme un tel changement et peut, par le régime, rendre le corps du sujet et humide, et sec, et chaud, et froid, est capable aussi de guérir cette maladie à la condition de distinguer l'opportunité des moyens utiles, sans les purifications, les artifices magiques et tout ce charlatanisme ». Dans le petit traité « Des lieux dans l'homme », un disciple d'Hippocrate traite l'épilepsie (et toute crise spasmodique) par l'administration d'une boisson faite de la racine de mandragore (en petite dose), pendant que la chambre du malade est surchauffée. Plusieurs siècles plus tard, la pharmacopée destinée à combattre la « maladie comitiale » [1] s'est enrichie de plusieurs drogues comme le prouve le *Liber medicinalis* de Samonicus : « Le fiel du vautour à la vaste envergure, mêlé avec du vin vieux, donne une boisson salutaire, dont il suffira de faire prendre une cuillerée chaque fois que reviendra le mal. On recommande également de boire du sang d'hirondelle mêlé avec de la farine d'encens, ou une infusion d'ache bouillie, ou bien encore

1. L'épilepsie était appelée à Rome *comitialis morbus,* parce qu'on ajournait les comices (assemblée du peuple par curies ou par centuries) quand quelqu'un était frappé par le « mal sacré ».

du fiel d'agneau avec du miel. Le marrube mélangé avec une égale quantité de miel fournit encore un remède salutaire; mais il ne faut pas en administrer plus de trois cuillerées chaque fois. L'emploi de la cendre de belette et d'hirondelle n'est pas moins efficace. Il sera bon aussi de boire de l'eau de pluie recueillie dans un crâne d'homme. » Dans un manuscrit de l'abbaye de Saint-Père (près de Chartres), du XIe siècle, on recommande des frictions sur les articulations et l'estomac ainsi qu'un régime sévère : s'abstenir de bains, de boire, de se mettre en colère, de faire l'amour... On combat la maladie, caractérisée par l'humidité du cerveau, avec le sec (d'où la chaleur de la chambre, l'abstinence de boissons, etc.). Mais, d'autre part, comme son origine affecte le cerveau (donc le crâne), on cherche des remèdes qui répondent à la loi de la « similibus ». Ainsi, la *Pharmacopée universelle* de Lemery (XVIIIe siècle) combat les convulsions (depuis le spasme hystérique jusqu'à l'épilepsie) avec de la poudre d'os de crâne. De préférence, « le crâne ou le cerveau d'un jeune homme nouvellement mort de mort violente ». On trouve également, comme remède efficace, l'emploi de l'*assa fetida* dont l'odeur violemment désagréable fait diminuer l'irritabilité du tissu nerveux.

La pathologie de l'esprit revêt un second aspect : la folie, c'est-à-dire l'âme égarée. Pour l'ancienne médecine, il s'agit également d'une maladie « divine », mais qui renvoie aux mauvais « esprits » dont est pénétré le monde. C'est l'âme qui est concernée dans sa santé, son intégrité et sa fonction. Le terme de « folie » recouvre plusieurs sens pathologiques, depuis la manie jusqu'aux psychoses. L'ancienne médecine voit dans la manie « la maladie qu'on appelle aliénation de l'esprit, évoluant sans fièvre, avec de la colère, de l'hilarité ou de la peur ». Au stade excessif, la manie devient *enteasmon*. « Le malade est pris de mouvements des pieds et des jambes, des mains, il entend des voix caverneuses retentir à ses oreilles et des chants de flûte, des sons de tambours et de cymbales qu'il écoute avec délices, comme à ces représentations diverses qui, d'habitude, précédaient les sacrifices, ou quand les prêtres font des libations contre les démons... Ils entendent comme si le bruit frappait leur cerveau, et, dès qu'ils entendent la musique, ils se mettent à danser, ils prennent une course rapide, parfois ils saisissent un glaive ou une épée, se frappent et ne sentent pas, ou bien se mordent et ne s'en doutent pas... » Pour les soigner, « il faut les enfermer, les lier, leur donner peu de nourriture et de l'eau chaude pour faire passer les vapeurs qui leur troublent l'esprit, et, pour ce, qu'ils aient le silence et l'ombre... et, s'ils émettent des spumes par la bouche, c'est qu'ils ont été mordus par un chien enragé : ils mourront au 7e jour » [1].

La possession qui égare l'esprit de la vie est surtout le résultat des drogues hallucinogènes. Chez tous les peuples, dits « primitifs », — mais n'y a-t-il pas aujourd'hui un retour au primitivisme parmi les bénéficiaires de la civilisation occidentale ? — l'usage des plantes qui aliènent l'esprit a comme but l'état extatique, le don de prophétie, la clairvoyance, etc. Les sorciers ont utilisé les plantes hallucinogènes, soit pour accroître leur empire sur la communauté, soit pour provoquer un état de délire — qu'ils assimilent à la joie — chez les candidats à la fête. Or il est certain que l'usage des drogues tirées des plantes toxiques (chanvre, jusquiame, etc.), ainsi que la consommation des champignons, genre psylocybe, aliènent l'esprit en provoquant un état d'angoisse. Quant à l'extase, elle n'est pas celle d'un esprit pacifié dans le séjour de la Vie absolue, mais plutôt la chute dans le trou noir (« nirvanique » prétendent certains drogués

1. Cf. le manuscrit de l'abbaye de Saint-Père, cf. P. Theil, *op. cit.*, T. II, p. 131.

d'Europe) du néant qui le désintègre dans la mort. Sur le plan nerveux (voire psychique), et fonctionnel, l'égaré par l'amour de la drogue n'a rien de normal (au sens de conforme à la nature) : rythme cardiaque modifié, respiration superficielle, yeux aux pupilles dilatées, etc. L'usage de la stramoine (*datura*), que les Espagnols ont appelée « burladora » (la facétieuse), prise en infusion, plonge l'individu dans un état d'hébètement entrecoupé de rires ou de pleurs. Même la fève était dangereuse puisque, selon Cicéron (dans *De Divinatione*) « en irritant l'intellect, la graine trouble la tranquillité de l'âme et empêche les songes divinatoires de se manifester ».

Il existe donc une « pharmacologie infernale » destinée à égarer l'esprit dans l'espoir d'échapper au monde et, si possible, d'aller au fond des choses. Cependant il y a extase et extase : certaines délivrent de l'angoisse, d'autres, au contraire, détruisent toute liberté d'esprit. On perd alors sa vie — la vie essentielle — faute d'avoir su protéger l'esprit de la vie. Nulle part la comparaison entre l'ancienne médecine et la médecine moderne ne semble plus actuelle — exception faite, peut-être, du « *Regimen Sanitatis* » — que dans le domaine des drogues (sinon de thérapeutiques) destinées à modifier l'état affectif de l'individu. En 1928, Ludwig Lewin avait classé les drogues en cinq catégories selon le principal effet psychique qu'elles exercent sur l'individu. Ainsi il y a des *euphorica* qui calment, des *phantastica* qui provoquent des rêves et des hallucinations, des *inebriantia* qui enivrent, des *hypnotica* qui anesthésient et des *excitantia* qui stimulent. Sans oublier aussi les effets secondaires, on peut choisir le remède spécifique à chaque maladie de l'âme. Mais la pharmacologie infernale n'a rien de « naturel » dès lors qu'elle ne permet pas de revenir à la conscience normale où l'esprit découvre la Vie universelle. Car enfin, dans tous les cas, il y a *modification* de l'état de vigilance, c'est-à-dire de l'« humeur » naturelle de l'individu. Or la médecine moderne qui, du reste, ignore la Vie et son Esprit, fait appel à la pharmacopée que l'ancienne médecine dénonçait comme pourvoyeuse de « folie » (œuvre diabolique), à des produits qui *changent* la nature psychique de l'individu. Ce sont les *psycholeptiques* (hypnotiques ou neuroleptiques) qui font descendre le tonus psychologique, les *psychoanaleptiques* qui l'élèvent, les *psychodysleptiques*, enfin, qui perturbent l'âme. Une telle médecine ne saurait accorder aucune vertu à la vie, car le « naturel » pour elle, c'est l'état provoqué par l'intervention d'un psychotrope. On comprend alors pourquoi l'ancienne médecine ignorait la psychologie : elle n'intervenait jamais au moyen du remède « diabolique » dans la vie de l'individu. Le salut ne pouvait venir que du ciel, c'est-à-dire de la Vie elle-même.

2. *L'esprit sain.*

La douleur existe, et l'ancienne médecine ne l'ignore pas. Qu'elle soit organique, fonctionnelle ou morale, la douleur représente la souffrance de la vie menacée par la maladie. Le rôle du médecin est de la combattre, mais « sans nuire à la vie », précisait Hippocrate.

Or les drogues qui suppriment la douleur ne guérissent pas pour autant la souffrance de la vie. Tout au plus modifient-elles l'âme, au point de rendre l'individu étranger, voire absent, à la Vie sans laquelle il n'y a pas de véritable état de santé. En d'autres termes, les maladies de l'âme — telles que l'angoisse, la névrose, les psychoses, voire la « folie » — renvoient à l'Esprit de la Vie. C'est lui qu'il faut atteindre pour guérir la souffrance de la vie.

Le chamanisme est précisément, dans l'ancienne médecine, la thérapeutique de l'esprit égaré. Après avoir découcouvert, en état de transe, la nature de la maladie de son patient, le chaman procède au traitement. S'il s'agit d'une maladie « classique » (les accidents visibles, l'empoisonnement, la transgression d'un *tabou*, c'est-à-dire du « *Regimen Sanitatis* », le « mauvais sang », etc.), le chaman extrait le mal en suçant le sang. On pense que le guérisseur retire avec ses dents un petit objet « comme un petit bout de fil blanc ou noir, quelquefois comme une rognure d'ongle »[1]. Au sujet de cette « saignée » que provoque le chaman — condition indispensable pour retirer le mal qui menace le patient — on a dit qu'il s'agissait d'une extravasion hémorragique d'origine hystérique, dans l'estomac du chaman. Comme on le voit, le médecin-sorcier paie de sa personne. En effet, « à la fin de la séance le chaman est très fatigué et, après avoir bu deux à trois litres d'eau, il s'endort d'un lourd sommeil » [2].

Cependant le chaman diagnostique une maladie de l'âme. Plus exactement, il découvre que le patient qui gît inanimé (ou inconscient) a « perdu son âme ». Il explique donc aux parents que l'âme du malade a été égarée ou ravie par les mauvais esprits. Aussitôt il va partir à la recherche de cette âme qu'il va ramener au prix d'une extraordinaire descente aux enfers. « Comme partout ailleurs, la descente du chaman aux enfers en vue de ramener l'âme du malade emprunte l'itinéraire souterrain des trépassés, et s'intègre, par conséquent, dans les mythologies funéraires de chacune des tribus. Pendant une cérémonie funéraire, une Yuma perdit connaissance. Quand, après quelques heures, elle fut ranimée, elle raconta ce qui lui était arrivé. Elle s'était sou-

1. Voir l'excellent ouvrage de Mircea Eliade consacré au *Chamanisme et techniques archaïques de l'extase* (Paris, éd. Payot, 1968).
2. M. Eliade, *op. cit.*, p. 247.

dain trouvée à cheval derrière un de ses parents, décédé depuis des années. Elle était entourée d'un grand nombre de cavaliers. Se dirigeant vers le Sud, ils étaient arrivés à un village dont les habitants étaient des Yuma. Elle avait reconnu bien des gens qu'elle avait connus de leur vivant. Tous étaient venus à sa rencontre en manifestant une grande joie. Cependant, peu de temps après, elle avait vu un gros nuage de fumée, comme si tout le village était en feu. Tous avaient pris la fuite. Elle s'était mise à courir mais, ayant buté contre un morceau de bois, elle était tombée à terre. C'est à ce moment qu'elle avait repris connaissance et vu un chaman, penché sur elle, en train de la soigner [2]. »

L'action thérapeutique du chaman concerne la santé spirituelle du malade. Le pouvoir chamanique s'exerce au service de la vie dont l'esprit se trouve en danger de mort. Nombreux sont les récits de ceux qui ont été « ressuscités » par l'extase chamanique où l'on décrit le voyage en enfer ou au paradis. Il est évident que la cure chamanique n'est pas la cure psychanalytique où les analystes contraignent le malade à descendre jusqu'aux plus cachés des pulsions et des désirs refoulés. Jamais le malade « qui a perdu son âme » ne sera soumis à un traitement qui modifie son identité. La guérison ne saurait être obtenue que parce que l'esprit de vie réintègre le malade et le pénètre en totalité. Finies les drogues de la pharmacopée toxique qui provoquent le délire et l'égarement de l'esprit. De telles « extases » débouchent sur l'angoisse et le néant. Par contre, l'extase de la vie que réalise le chaman est la thérapeutique de l'âme et du corps qui ont surmonté leur dualité. Dans cette lucidité, l'individu se sent partie intégrante du Cosmos où tout est harmonie. Son âme est l'Esprit même de la Vie, joie et santé cosmiques. L'ancienne médecine chinoise, modèle entre tous de la

2. *Id., Ibid.*, p. 248.

sagesse, sait que « seule l'extase peut conserver parfaitement intacte la puissance de vie (*chen ts'iuan*). La sainteté, c'est-à-dire la pleine vie, est atteinte dès que, réfugié dans le ciel (*ts'ang yu Tien*), on réussit à se maintenir dans un état d'ivresse extatique ou, plutôt, *d'apothéose permanente*. Arrivé à n'être plus qu'une puissance pure, impondérable, invulnérable, entièrement autonome, le Saint va jouant en toute liberté, à travers les éléments, dont aucun ne le peut heurter. Il traverse impunément les corps solides. Toute matière est pour lui poreuse. Le vide qu'il a créé en lui, grâce à l'extase, s'étend en sa faveur à l'Univers entier » [1]. Mais le plus extraordinaire, c'est que l'état de grâce magique n'est pas quelque chose de surnaturel. Le sage chinois est convaincu qu'il réalise l'*état de nature* le plus immédiat, la vie purement et simplement. C'est pourquoi il dit que cet état est celui « du veau qui vient de naître ».

La pratique Zen représente elle aussi le retour extatique de l'Esprit dans la vie de l'individu. Par la méditation — véritable thérapeutique de l'esprit sain —, le sage parvient à imprégner le corps tout entier de l'esprit vivant. C'est ainsi qu'on atteint le calme. « Quand vous faites zazen, vous êtes dans le calme intégral de votre esprit; vous ne sentez rien. Vous êtes assis, c'est tout. Mais le calme de votre assise vous encouragera dans votre vie de tous les jours. C'est en fait dans votre vie quotidienne que vous trouverez la valeur du Zen, plutôt que dans votre assise. Mais cela ne veut pas dire que vous devez négliger zazen. Même si vous ne sentez rien quand vous êtes assis, sachez que vous ne pouvez rien trouver sous cette expérience de zazen; vous ne trouvez que mauvaises herbes, arbres, ou nuages dans votre vie quotidienne; vous ne voyez pas la lune. Vous vous plaignez donc toujours de quelque chose. Mais pour qui

1. Marcel Granet : *La pensée chinoise*, p. 421.

pratique le Zen, une mauvaise herbe — sans valeur pour la plupart des gens — est un trésor. Dans cette attitude, quelle que soit votre activité, la vie devient un art [1]. »

La vie doit être réinventée, disait le poète. Les médecines sacrées n'ont fait que découvrir la nature originelle de la vie dans la santé de l'Esprit. C'est là que réside la vraie sagesse qui se dégage de ces doctrines chinoises ou indiennes qui attirent aujourd'hui le monde occidental, et non dans la consommation des drogues de la pharmacopée infernale.

Cet état de sérénité d'une vie vécue comme s'il s'agissait d'une extase ininterrompue s'appelle *illumination*. Désormais, en possession de son esprit de vie, l'être humain se trouve à l'abri de l'angoisse et de la mort. L'ancienne formule latine de « l'esprit sain dans un corps sain » est inversée : tout est santé parce que l'esprit sain anime chaque tissu de la vie biologique. Pour celui qui a compris que la véritable vie, sa santé en somme, s'identifie à la vie spirituelle, la mort a-t-elle encore un sens ? Et s'il doit quand même mourir selon la destinée des rythmes biologiques, cette mort sera-t-elle ressentie autrement qu'*un état extatique d'illumination qui le remet dans la Vie universelle ?*

Ainsi, quand on demande à l'ancienne médecine quel est son dernier secret, c'est en toute connaissance de cause qu'elle répond :

« La mort n'existe pas, car tout est Esprit de Vie immortelle. »

1. Shunryu Suzuki : *Esprit Zen, esprit neuf,* Paris, éd. du Seuil, 1977, p. 154.

CONCLUSION

Médecine d'aujourd'hui, médecine de demain

Au terme de ce parcours à travers le royaume de l'ancienne médecine, on peut se demander s'il reste encore quelque chose d'important dont la médecine moderne ferait son profit. Notre réponse peut paraître paradoxale : *rien* n'est bon, *tout* est valable.

En effet, rien de ce qui concerne la « science » astrophysique de l'individu ni de la pharmacopée ou du *corpus* thérapeutique d'autrefois ne sauraient être pris au sérieux. Le plus grand mérite de la médecine moderne réside dans sa science et ses moyens combien efficaces de guérir. Et pourtant, la médecine ancienne par sa vision de l'individu comme un *tout* de santé et de vie, est plus que jamais actuelle. Déjà, l'engouement pour les « médecines parallèles », le retour à la phytothérapie, sans parler des pratiques de santé inspirées de la spiritualité asiatique ou de l'acupuncture, prouvent que *quelque chose* manque à la médecine moderne. Mais le « secret » de cette défaillance dans l'art moderne de guérir, et qui rend l'individu insatisfait malgré la panoplie des techniques et l'arsenal des médicaments dont il dispose, est facile à définir : *l'homme est devenu malade, depuis qu'il est sorti du cosmos et s'est engagé, résolument, dans les artifices de sa propre histoire.* Ce qu'il a perdu, c'est la sagesse de la vie cosmique dont la santé représente sa grande vertu au niveau individuel. C'est pourquoi aussi on peut reprocher à la médecine moderne de guérir seulement le mal évident et d'ignorer le *mal latent.* Or, ce dernier, concerne la vie elle-même, cette forme universelle de séjour qu'ont les êtres dès lors qu'ils parviennent à une conscience de soi. Hélas, on a tué la Vie de l'homme dans la mesure où la « Nature » est devenue l'environnement culturel rempli d'objets, d'institutions et d'autres modes artificiels de vie. Comme l'écrit Ivan Illich [1], « la source principale de la souffrance, de la maladie et de la mort, c'est à présent le harcèlement technique, délibéré ou non ». D'où la transformation de l'environnement culturel en milieu de *stress*, c'est-à-dire en lieu voué aux pollutions de toutes sortes : bruit, gaz, spots lumineux, radiations, etc. Ainsi, pour défendre la santé, une course s'engage *contre* le cadre de vie devenu cadre de maladie, sinon de mort. D'où la prolifération des branches spécialisées de la médecine et des techniques sophistiquées.

Il est temps que la médecine moderne redécouvre le secret de l'ancienne médecine si elle veut rester une médecine de l'homme. Que sa science de la santé débouche sur la sagesse de la Vie. Car, « nous faisons partie de la nature et nous devons voir les choses du point de vue de la conscience universelle à laquelle elle s'unit. Toute vie est indivisible. La vie à l'intérieur de nous-mêmes est la même que celle qui anime les lilas ou la grenouille de l'étang » [2].

1. Ivan Illich, *Némesis Médicale,* Paris, éd. du Seuil, 1976, p. 204.
2. A. Guirdham : *Les facteurs cosmiques de la maladie,* Paris, éd. Fayard, 1974, p. 33.

TABLE DES MATIÈRES

Introduction :
Médecine ancienne et moderne 7

Première partie :

LES SECRETS DE LA SANTÉ

I. — *La médecine universelle de la Vie* 11
1. La vie cosmique 11
2. La médecine sacrée 26

II. — *Les rythmes de la Vie* 39
1. Les rythmes cosmiques 39
2. Les rythmes biologiques 45

III. — *Le souffle de la Vie* 59
1. L'énergie vitale 60
2. La respiration vitale 73

IV. — *L'entretien de la Vie* 85
1. Les vertus de la Vie : la santé 85
2. Le « *Regimen Sanitatis* « 92

Deuxième partie :

LES SECRETS DE LA GUÉRISON

V. — *Les organes de la Vie* 119
1. Anatomie et physiologie du corps humain 119
2. Le malade et son médecin 129

VI. — Les thérapeutiques *de la Vie* 139
1. Thérapeutiques générales 140
2. Thérapeutiques spéciales 158

VII. — *L'Amour de la Vie* 175
1. Du désir à la vie amoureuse 178
2. La vie naît de la Vie 188

VIII. — *L'Esprit de la Vie* 195
1. L'esprit malade 197
2. L'esprit sain 203

Conclusion :

Médecine d'hier, médecine de demain 209

ACHEVÉ D'IMPRIMER
SUR LES PRESSES DES
ÉTABLISSEMENTS DALEX
A MONTROUGE (92120)

Dépôt légal n° 1694

1er trimestre 1984